**Wilhelm Schwendemann / Katrin Hagen /
Detlev G. Theobald / Silke Trillhaas**

# Sterbehilfe und medizinisch-assistierter Suizid

Materialien und Unterrichtsentwürfe zu den Themen:

- Was ist Sterbehilfe?
- Die rechtlichen Grundlagen
- Christliche Positionen
- Assistierter Suizid in der Schweiz
- Kants Leitsatz vom »kategorischen Imperativ«
- Utilitarismus
- Die Fähigkeiten des Menschen im Blick behalten
- Bundestagsdebatte zur Sterbehilfe 2015
- TV-Film »Gott« von Ferdinand von Schirach

calwer materialien

Bild- und Textnachweis sind jeweils an entsprechender Stelle vermerkt.
Leider war es nicht möglich, alle Urheber zu ermitteln. Betroffene Inhaber/innen von urheberrechtlichen Ansprüchen, bitten wir, sich beim Verlag zu melden.

Im Interesse des Textflusses und der Leserfreundlichkeit werden in diesem Materialienheft weitestgehend geschlechtersensible Termini gebraucht. Die zum Teil noch vorhandenen Bezeichnungen Patient, Arzt, Mitarbeiter etc. beziehen selbstverständlich jeweils die anderen Geschlechter mit ein.

**Abkürzungen:**
AB = Arbeitsblatt
L = Lehrkraft
S*S = Schülerinnen, Schüler und Divers

Bibliografische Information der Deutschen Bibliothek

Die Deutsche Bibliothek verzeichnet diese Publikation in der Deutschen Nationalbibliografie; detaillierte bibliografische Daten sind im Internet über *https://www.dnb.de* abrufbar.

ISBN 978-3-7668-4560-3

3. erweiterte und aktualisierte Auflage 2021

Satz und Herstellung: Karin Class, Calwer Verlag
Umschlaggestaltung: Karin Sauerbier, Stuttgart
Druck und Verarbeitung: Mazowieckie Centrum Poligrafii –
05-270 Marki (Polen) – ul. Słoneczna 3C – www.buecherdrucken24.de

Internet: www.calwer.com
E-Mail: info@calwer.com

# Inhalt

# 0 Einleitung

Der modernen Medizin verdanken die Menschen in Europa, dass sie, im Vergleich zu früher, durchschnittlich länger leben. Ihr ist aber auch zuzuschreiben, dass sie ebenso länger sterben. Moderne Therapiemöglichkeiten ermöglichen es, den Tod nach der Erstdiagnose zuweilen noch lange hinauszuzögern (Frieß 2010, S. 8). So ist das Sterben nicht mehr nur ein Schicksal, das den Menschen unweigerlich eines Tages ereilt und dem er passiv ausgeliefert ist. Das Sterben wird zu einem Lebensabschnitt, über den es nachzudenken gilt und bezüglich dessen Entscheidungen zu treffen sind und die das Selbstverständnis des modernen Menschen nicht nur herausfordern, sondern bisweilen auch infrage stellen (vgl. Platow 2010, S. 37). Reiner Marquard formuliert treffend: »Das Sterben vollzieht sich langsamer, und es vollzieht sich multifaktoriell (Demenz, Multimorbidität, chronische Verläufe).« (Marquard 2014, S. 40)

*Jeder Mensch hat den Wunsch nach einem guten und leichten Tod.* Dem gegenüber steht die Angst vor einem langen und schmerzvollen Leiden, hilflos und abhängig von Geräten, fremdbestimmt durch die Entscheidung von Ärzten über die aus ihrer Sicht notwendige und nützliche medizinische Versorgung. Diese Angst konkretisiert sich dabei gleichermaßen in der Befürchtung, am Ende des Lebens überversorgt zu werden, sodass ein schnelles Sterben in Würde verhindert wird. Gleichermaßen besteht Angst vor medizinischer Unterversorgung, also der Befürchtung, dass nicht mehr alles getan wird, um eine mögliche Heilung herbeizuführen (vgl. Frieß 2010, S. 7).

Noch vor ca. dreißig Jahren war es für die Ärzteschaft aufgrund des eigenen beruflichen Ethos fraglos, dass bis zum Ende des Lebens alles getan werden müsse, um Leben zu erhalten und nur in Ausnahmesituationen davon abzusehen. Die Möglichkeiten dazu haben sich im Zuge der Entwicklung der modernen Medizin jedoch in einer Weise erweitert, dass sich heute eine andere Frage stellt: Müssen die Möglichkeiten der Medizin wirklich in vollem Umfang ausgeschöpft werden oder gibt es Situationen, in denen es im Sinne des Patienten / der Patientin ist, auf weitere Behandlungsmaßnahmen zu verzichten? Anders gesagt: Wenn das Leben eines Menschen nur noch in völliger Abhängigkeit und Unselbstständigkeit möglich ist und dieser Zustand auch nicht revidiert werden kann, handelt es sich dann noch um »lebenswertes Leben«? Die von Kant herrührende Selbstzwecklichkeit des Menschen begrenzt jedoch seine Autonomie und ist bezogen nicht auf ein absolutes Sein, sondern auf das Beziehungsgeflecht, in dem der Mensch erst Mensch wird und worin seine Gottebenbildlichkeit wurzelt. Gottebenbildlichkeit wurzelt in der Relationalität des Menschen zu Gott, zur Welt, zum Mitmenschen zu sich selbst und findet ihren Ausdruck im Mit-Sein, im Mitempfinden und auch im Mit-Leiden, nicht im Mitleid (vgl. Marquard 2014, S. 28–33). Menschenwürde findet ihren Ausdruck also zuerst im Mit-Sein und nicht im absoluten Sein und nur im Mit-Sein ereignet sich Beziehung. Ärztliches Ethos wäre in diesem Fall das Ethos der Zuwendung und Achtsamkeit oder auch in gewisser Weise der Hingabe (vgl. Marquard 2014, S. 36). Hingabe im Sinne der Gottebenbildlichkeit ist kein altruistisches Verhalten, sondern eine grundsätzlich dialogische Haltung, die Beziehungsgeschehen setzt.

Selbstbestimmung in Form der Tötung auf Verlangen, bzw. aktiver Sterbehilfe, sucht die Würde des Menschen bis zu seinem Tod so zu bewahren, in dem Modus, den eigenen Todeszeitpunkt durch eine suizidale Handlung selbst herbeizuführen (vgl. Marquard 2014, S. 41; Platow 2010, S. 37). Tötung auf Verlangen bedeutete in diesem Verständnis aber einen radikalen Bruch der Beziehungsgestaltung.

Selbstbestimmung in diesem Fall zielt auf den Tod durch eigene Hand, medizinisch assistiert und vorbereitet und sie zielt nicht auf den Modus palliativer Medizin, die nicht die Hilfe **zum** Sterben, sondern die Hilfe **beim** Sterben bereitstellt, was u.E. ein qualitativer Unterschied bedeutet. Bedeutungsmäßig wird hier eine absolut sich gebende Selbstbestimmung als Ausdruck persönlicher Freiheit geriert, die im Kern jedoch bereit ist, den Tod zu wollen, indem dem Leiden durch eigene Hand ein Ende gesetzt und auf das Mitsein, z.B. in Form unterstützender palliativer, seelsorglicher Art, gänzlich verzichtet und so der Kern des Humanen preisgegeben wird. Diese Form der Selbstbestimmung sieht im Mitsein eine Gefahr der Autonomie, ist aber letztlich einem defizitären Menschenbild verpflichtet, weil z.B. Pflegebedürftigkeit als Verlust von Selbstständigkeit und nicht als Ausdruck der Freiheit wahrgenommen wird. In den Entscheidungen des Nationalen Ethikrates von 2006 wird der Konflikt verdoppelt: Die Mehrheit der Ratsmitglieder hat sich gegen die Zulassung der Tötung auf Verlangen ausgesprochen, die Minderheit für die Zulassung (vgl. Marquard 2014, S. 53). Das Problem der Zulassung der Tötung auf Verlangen besteht vor allem darin, dass die Interessen anderer tangiert sein können, die einer Tötung auf Verlangen Vorschub leisten. Das im Moment zentrale ethische Problem taucht da auf, wo nach außen altruistische Motive dargestellt sind, die aber möglicherweise einem anderen Interesse, das eben auch gewerbsmäßig sein kann, folgen. (vgl. Deutscher Bundestag, 17. Wahlperiode, Drucksache 17/11126 vom 22.10.2012) So orientierte sich der gesellschaftliche Nutzen des Todes auf Verlangen ausschließlich an Effizienzgesichtspunkten und übte einen gesellschaftlichen Druck auf Schwerkranke und Sterbende aus. Die Alternative zu einem solchen Modell bestünde u.E. – wenn man utilitaristisch weiterdächte – in einer Praxis, die sich an der Bedürftigkeit aller Beteiligten nach menschlicher Wärme und Zuwendung orientierte und so größtmögliches Glück bewirkte: »Die Menschen wollen zusammenleben und sie wollen gut zusammenleben.« (Nussbaum 2010, S. 126)

Am 10.12.2015 trat das Gesetz zum »Verbot der geschäftsmäßigen Sterbehilfe« in Kraft, was bedeutet, nach §216 StGB und § 217 StGB (neu), dass sich derjenige strafbar macht, »wer in der Absicht, die Selbsttötung eines anderen zu fördern, diesem hierzu geschäftsmäßig die Gelegenheit gewährt, verschafft oder vermittelt«. Allerdings hatten daraufhin mehrere schwerkranke Menschen, in- und ausländische Sterbehilfevereine sowie einzelne Medizinerinnen und Mediziner in den letzten Jahren Verfassungsbeschwerden gegen § 217 eingereicht. In dem Verfahren ging es nicht um ethische, moralische oder religiöse Fragen, sondern darum, ob der § 217 des Strafgesetzbuches verfassungsgemäß sei.

Die Erkrankten wollten geltend machen, dass sich aus dem allgemeinen Persönlichkeitsrecht des Grundgesetzes ein Recht auf selbstbestimmtes Sterben ableiten lasse. Dieses Recht müsse die Inanspruchnahme der Hilfe Dritter umfassen. Die Sterbehilfevereine sahen Grundrechte verletzt, weil ihre Mitglieder nicht tätig werden könnten. Ärzt*innen argumentierten, der § 217 stelle nicht sicher, dass im Einzelfall geleistete Suizidbeihilfe straffrei bleibe. Auch sei unklar, ob die Neuregelung bislang straffreie Formen der Sterbehilfe und Palliativmedizin erfasse. Dies verhindere in der Konsequenz eine am Wohl der Patienten orientierte Behandlung.

Das Bundesverfassungsgericht hatte im Februar 2020 entschieden, dass das 2015 verabschiedete Verbot organisierter Hilfe beim Suizid nicht mehr mit dem Recht auf Selbstbestimmung vereinbar ist. Sterbehilfevereine, die der Gesetzgeber damit bekämpfen wollte, können damit wieder tätig sein. Über eine mögliche neue gesetzliche Regelung wird bereits diskutiert. Konkrete Gesetzesvorschläge aus dem Bundestag liegen aber noch nicht vor.

**Aus der Pressemitteilung Nr. 12/2020 vom 26. Februar 2020:** Das allgemeine Persönlichkeitsrecht (Art. 2 Abs. 1 in Verbindung mit Art. 1 Abs. 1 GG) umfasst ein Recht auf selbstbestimmtes Sterben. Dieses Recht schließt die Freiheit ein, sich das Leben zu nehmen und hierbei auf die freiwillige Hilfe Dritter zurückzugreifen. Die in Wahrnehmung dieses Rechts getroffene Entscheidung des Einzelnen, seinem Leben entsprechend seinem Verständnis von Lebensqualität und Sinnhaftigkeit der eigenen Existenz ein Ende zu setzen, ist im Ausgangspunkt als Akt autonomer Selbstbestimmung von Staat und Gesellschaft zu respektieren. Mit dieser Begründung hat der Zweite Senat mit Urteil vom heutigen Tage entschieden, dass das in § 217 des Strafgesetzbuchs (StGB) normierte Verbot der geschäftsmäßigen Förderung der Selbsttötung gegen das Grundgesetz verstößt und nichtig ist, weil es die Möglichkeiten einer assistierten Selbsttötung faktisch weitgehend entleert. Hieraus folgt nicht, dass es dem Gesetzgeber von Verfassungs wegen untersagt ist, die Suizidhilfe zu regulieren. Er muss dabei aber sicherstellen, dass dem Recht des Einzelnen, sein Leben selbstbestimmt zu beenden, hinreichend Raum zur Entfaltung und Umsetzung verbleibt.

I. Das Verbot der geschäftsmäßigen Förderung der Selbsttötung verletzt das allgemeine Persönlichkeitsrecht (Art. 2 Abs. 1 in Verbindung mit Art. 1 Abs. 1 GG) von zur Selbsttötung entschlossenen Menschen in seiner Ausprägung als Recht auf selbstbestimmtes Sterben. Das gilt auch dann, wenn die Regelung in enger Auslegung ausschließlich die von Wiederholungsabsicht getragene Förderung einer Selbsttötung als Akt eigenhändiger Beendigung des eigenen Lebens erfasst. [...]

III. § 217 StGB ist wegen der festgestellten Verfassungsverstöße für nichtig zu erklären. Eine einschränkende verfassungskonforme Auslegung ist nicht möglich, weil sie den Absichten des Gesetzgebers zuwiderliefe.

Daraus folgt nicht, dass der Gesetzgeber die Suizidhilfe nicht regulieren darf. Eine solche Regelung muss sich aber an der Vorstellung vom Menschen als einem geistig-sittlichen Wesen ausrichten, das darauf angelegt ist, sich in Freiheit selbst zu bestimmen und zu entfalten.

Das Recht auf Selbsttötung verbietet es aber, die Zulässigkeit einer Hilfe zur Selbsttötung materiellen Kriterien zu unterwerfen, sie etwa vom Vorliegen einer unheilbaren Krankheit abhängig zu machen.

Allerdings muss dem Recht des Einzelnen, aufgrund freier Entscheidung mit Unterstützung Dritter aus dem Leben zu scheiden, auch faktisch hinreichender Raum zur Entfaltung und Umsetzung belassen werden. Das erfordert nicht nur eine konsistente Ausgestaltung des Berufsrechts der Ärzt*innen und der Apotheker*innen, sondern möglicherweise auch Anpassungen des Betäubungsmittelrechts.

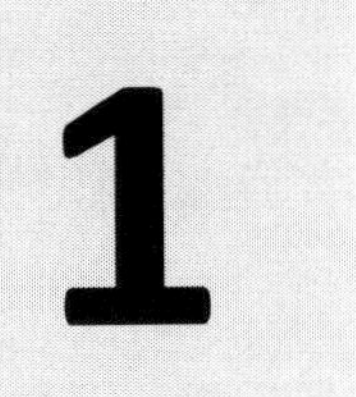

# Sterbehilfe im Spannungsfeld widerstrebender Interessen

Gerade in Deutschland steht das Thema Sterbehilfe im Spannungsfeld zwischen Geschichte und Gegenwart. Aufgrund der Geschehnisse während des Nationalsozialismus, »Aktion T4« zum Beispiel, (Schwendemann/Stahlmann 2006, Ethik für das Leben I, 2. Aufl., S. 75ff) wird Sterbehilfe leicht pauschal mit Euthanasie konnotiert und ist daher »ein stigmatisierter und schwer belasteter Begriff.« (Platow 2010, S. 37)

Das zweite Spannungsfeld ist mit dem Begriff Autonomie zu überschreiben und markiert durch die beiden Pole die Patientenautonomie und Autonomie des Arztes / der Ärztin. Im Gegensatz zu früheren Zeiten, in denen Mediziner*innen sich »mit Ablegen des hippokratischen Eides als Verantwortliche für Schutzbefohlene [verstanden], deren Meinung und Wollen sie zu deren eigenem Besten ignorieren konnten« (Platow 2010, S. 38), wird der Patient / die Patientin heute als gleichberechtigtes Subjekt verstanden, das aktiv über den Verlauf der medizinischen Behandlung nicht nur mitentscheidet, sondern dessen Wille und Autonomie uneingeschränkt an erster Stelle stehen (vgl. Platow 2010, S. 38–41).

In Bezug auf das Thema Sterbehilfe ist jedoch zu fragen: »Schließt die Autonomie des Patienten das Recht ein, den Mediziner wider seiner natürlichen Verpflichtung handeln und jemanden sterben zu lassen oder sogar dabei zu unterstützen? Oder ist damit nicht vielmehr die Autonomie des Arztes verletzt?« (Platow 2010, S. 38; Marquard 2014, S. 59)

Ein drittes Spannungsfeld entsteht durch die Gegenüberstellung des staatlichen Anspruchs, einerseits das Leben und die körperliche Unversehrtheit und andererseits die Zusicherung individueller Persönlichkeitsrechte, wie das Recht auf Selbstbestimmung seiner Bürgerinnen und Bürger zu schützen. Die Frage ist hierbei, was im Falle der Sterbehilfe schwerer wiegt.

Viertens steht die Selbstbestimmung des Menschen in Spannung zu religiösen Ansprüchen. Das Leben als Geschenk Gottes ist nach christlichem Verständnis in jedem Falle zu bewahren und zu schützen. Sterbehilfe in jeder Form widerspricht diesem Anspruch fundamental (vgl. Platow 2010, S. 39).

# 2 Begriffserklärung: Was ist Sterbehilfe?

»Sterbehilfe bedeutet im heutigen Sprachgebrauch, den Tod eines Menschen durch fachkundige *Behandlungen* herbeizuführen oder zu erleichtern oder nicht aufzuhalten.« (Schwendemann 2011, S. 51). Es werden vier Formen der Sterbehilfe unterschieden, die im Folgenden kurz erläutert werden sollen:

## Aktive Sterbehilfe

Von aktiver Sterbehilfe ist die Rede, wenn das »Leben eines Patienten (...) durch einen aktiven, nicht einer Behandlung dienenden Eingriff (...) gezielt verkürzt [wird], um weiteres Leiden zu ersparen.« (Marquard 2007, S. 186)

Ein anderer Begriff für aktive Sterbehilfe ist der der Tötung auf Verlangen (vgl. Platow 2010, S. 34). Diese Bezeichnung deutet auf die rechtlich relevanten Merkmale der aktiven Sterbehilfe hin, welche sind: Ein sterbewilliger Mensch äußert seine Absicht ernstlich und ausdrücklich und bestimmt eine andere Person zur Ausführung der aktiven Sterbehilfe. Darüber hinaus muss die betreffende Person in Eigeninitiative mit ihrem Wunsch an einen Arzt herantreten und diesen über einen längeren Zeitraum hinweg äußern.

Bei der Durchführung aktiver Sterbehilfe wird dem Sterbewilligen in der Regel intravenös eine hochdosierte Medikamentenmischung zugeführt, die kreislauf- und atemdepressiv wirkt. Nach kurzer Zeit kommt es zu einer tiefen Bewusstlosigkeit und schließlich zum Herzstillstand. Gleichzeitig sorgt ein Muskelrelaxans dafür, dass ein Atemstillstand eintritt. Durch die Herbeiführung der Bewusstlosigkeit spürt der Sterbewillige im Sterben von beidem nichts (vgl. Frieß 2010, S. 22).

## Passive Sterbehilfe

Passive Sterbehilfe meint, dass bei einem sterbenskranken Patienten lebenserhaltende oder lebensverlängernde Therapien von vorneherein nicht begonnen oder eine bereits begonnene Behandlung abgebrochen wird (vgl. Marquard 2007, S. 186). Unter lebenserhaltenden oder lebensverlängernden Maßnahmen versteht man dabei »den Einsatz von Geräten und alle Handlungen, die das Leben des Patienten / der Patientin künstlich verlängern, wie beispielsweise Beatmung und künstliche Ernährung.« (Platow 2010, S. 42)

Ein weiteres Beispiel für passive Sterbehilfe stellt der Verzicht auf die Gabe von Antibiotika bei bettlägerigen Menschen dar, die, verursacht durch länger andauernde Bettlägerigkeit, häufig eine Lungenentzündung entwickeln. Wird diese nicht behandelt, verstirbt der Patient / die Patientin aufgrund seines / ihres sowieso schon geschwächten Zustandes in der Regel schnell.

Während das Abstellen der Geräte als aktive Handlung dem Begriff der passiven Sterbehilfe zu widersprechen scheint, zeigt sich am letztgenannten Beispiel deutlicher, was sich hinter der gemeinten Passivität verbirgt (Frieß, 2010, S. 16f): »Passive Sterbehilfe (...) bedeutet keineswegs eine passive Haltung gegenüber den Kranken und ihren Leiden im Sinne von Nichtstun und Nichtentscheiden. Die Behandelnden verhalten sich lediglich in Bezug auf die Therapie der bestehenden Grunderkrankung passiv (...).« (Frieß, 2010, S. 16f) Die Behandlung der Grunderkrankung geht über in schmerzlindernde, die Krankheit erleichternde, aber eben nicht mehr therapierende Maßnahmen (vgl. Marquard 2007, S. 186). Der Patient / die Patientin verstirbt im Falle der passiven Sterbehilfe letztlich an der Grunderkrankung, der gegenüber sich der Behandelnde in eine passive Haltung begibt. Dem Sterbeprozess wird sein natürlicher Lauf gelassen. Dieser passiven Haltung geht jedoch eine sehr aktive Auseinandersetzung des Behandelnden voraus, mit der Frage, ob es angezeigt ist, die Therapie zu beenden oder eine Therapie gar nicht erst zu beginnen. Zu dieser Auseinandersetzung gehören intensive Gespräche mit den Patient*innen selbst, oder, wenn diese nicht mehr ansprechbar sind, mit den Angehörigen, um dem mutmaßlichen Willen des Patienten / der Patientin im vorliegenden Fall auf die Spur zu kommen und in seinem / ihrem Sinne entscheiden zu können (vgl. Frieß 2010, S. 17).

## Indirekte Sterbehilfe

Die indirekte Sterbehilfe bildet gemeinsam mit der passiven Sterbehilfe die am häufigsten praktizierte Form in Deutschland. Sie findet bei 90% der Ärzt*innen grundsätzliche Zustimmung. Wenn es sich um finale Patient*innen handelt, also solche, deren Tod aufgrund der Grunderkrankung unmittelbar bevorsteht, stimmen sogar 95,7% der Ärzt*innen der indirekten Sterbehilfe zu (vgl. Frieß 2010, S. 19).

In der letzten Phase einer tödlich verlaufenden Erkrankung kann es neben großen Schmerzen zu Angst- und Unruhezuständen bei den betroffenen Patient*innen kommen, die das Sterben belasten. Ihnen kann mit schmerzlindernden und sedierenden Medikamenten begegnet werden. Unter indirekter Sterbehilfe versteht man die Fälle, in denen Patient*innen solche Medikamente, wie beispielsweise Morphium, gegeben werden, wobei in Kauf genommen wird, dass diese Medikamente aufgrund der zusätzlichen Belastung des ohnehin geschwächten Körpers den Sterbeprozess beschleunigen (vgl. Platow 2010, S. 42).

Entscheidend ist dabei – vor allem auch im Hinblick auf die Unterscheidung zur aktiven Sterbehilfe – dass die Beschleunigung des Todeseintrittes eine ungewollte Nebenwirkung der Medikamentengabe darstellt. Auch wenn der Patient / die Patientin nicht ausschließlich an den Folgen der Grunderkrankung stirbt, sondern die medikamentöse Behandlung im Sinne eines ›double effect‹ dazu beiträgt, liegt die Intention nicht darin, den Tod des Menschen schneller herbeizuführen, sondern sein Leiden bis zum unvermeidlichen Todeseintritt zu lindern (vgl. Frieß 2010, S. 19f).

## Assistierter Suizid

Der Begriff des assistierten Suizids oder auch der Beihilfe zur Selbsttötung bzw. Freitodbegleitung bezeichnet die »Mitwirkung bei der Selbsttötung eines erwachsenen, zurechnungsfähigen Menschen, vor allem durch die Verschaffung tödlich wirkender Medikamente, die Nichtverhinderung des suizidalen Aktes, aber auch durch das Unterlassen einer Behandlung des Suizidenten.« (Marquard 2007, S. 186)

Gemeint ist also die Übergabe einer tödlichen Medikamentenmischung, beziehungsweise eines tödlichen Giftes an den Sterbewilligen. Entscheidend ist in der Unterscheidung zur aktiven Sterbehilfe, dass der Patient das den Tod herbeiführende Mittel selbst zu sich nimmt und nicht von einer anderen Person verabreicht bekommt (vgl. Platow 2010, S. 43). Die über Tod oder Leben entscheidende letzte Handlung führt hier also der Sterbewillige selbst aus. Dieser hat also bis zum Schluss die uneingeschränkte Entscheidungsmacht, ob er den letzten Schritt gehen möchte oder nicht, während er diese bei der aktiven Sterbehilfe aus der Hand gibt (vgl. Frieß 2010, S. 22f).

# 3 Die rechtliche Lage

### *Gesetzeslage vor November 2015*

»Jeder hat das Recht auf Leben und körperliche Unversehrtheit. Die Freiheit der Person ist unverletzlich. In diese Rechte darf nur auf Grund eines Gesetzes eingegriffen werden.« (Bundesministerium der Justiz und für Verbraucherschutz, GG für die Bundesrepublik Deutschland, Artikel 2).

Diese Worte aus dem zweiten Artikel des Grundgesetzes benennen die beiden Pole, zwischen denen sich die juristische Diskussion um Sterbehilfe bewegt (vgl. Frieß 2010, S. 30).

Nimmt man den ersten Artikel des Grundgesetzes hinzu, so garantiert der Staat dem Einzelnen die Unantastbarkeit der menschlichen Würde, das unbedingte Recht auf Leben und körperliche Unversehrtheit sowie das Recht auf Freiheit und freie Entfaltung (vgl. Platow 2010, S. 41).

Im Spannungsfeld dieser garantierten Rechte des Einzelnen, dem Schutz des Lebens und der individuellen Entscheidungsfreiheit, bewegt sich nun die Frage nach der Sterbehilfe, in der diese Rechte miteinander zu kollidieren drohen (vgl. Frieß 2010, S. 30). Die Grundfrage, die sich stellt, ist, »ob allein die größere überindividuelle Einheit – in diesem Fall die Gesellschaft, der Staat, der Gesetzgeber – darüber entscheiden darf oder muss, inwieweit jedes menschliche Leben ausnahmslos zu schützen ist, oder ob das eigene Leben allein der Verfügungsgewalt der kleineren, individuellen Einheit, also dem Zugriff des Einzelnen unterliegt.« (Frieß 2010, S. 30) Der Staat hat es sich zur Aufgabe gemacht, das Rechtsgut Leben für jeden Menschen durchzusetzen und zu schützen. Dem Schutz des Lebens kommt höchste Priorität zu. Dem entspricht ein grundsätzliches und striktes Fremdtötungsverbot. Die Frage ist nun aber, ob die Priorität des Schutzes des Rechtsgutes Leben zur Folge haben kann oder muss, dass selbiges auch vor dem Träger des Rechtsgutes selbst zu schützen ist, denn »das Tötungsverbot [schützt] das Leben nicht um seiner selbst willen, nicht als abstrakte Rechtsnorm, sondern um des einzelnen Menschen willen. Er soll um seiner selbst willen vor fremder Instrumentalisierung beschützt werden. Aus dem (…) Recht auf Leben kann dann aber keine Pflicht zum Leben abgeleitet werden (…).« (Frieß 2010, S. 30) Darf der Staat daher in die via Grundgesetz garantierte Freiheit des Menschen eingreifen und persönliche Entscheidungen für, beziehungsweise gegen das Leben übernehmen, nur um präventiv einer Gefährdung des Lebensschutzes und einer Aufweichung des Fremdtötungsverbotes vorzubeugen? Denn genau diese Gefahren scheinen doch zu bestehen, wenn es dem Individuum gestattet wird, über sein eigenes Leben, beziehungsweise seinen Tod zu bestimmen (vgl. Frieß 2010, S. 30f).

### Die gesetzlichen Grundlagen

Der §216 des Strafgesetzbuches besagt zunächst ganz grundsätzlich, dass jede Form der Sterbehilfe nach deutschem Recht strafbar ist (vgl. Platow 2010, S. 41):

> *»(1) Ist jemand durch das ausdrückliche und ernstliche Verlangen des Getöteten zur Tötung bestimmt worden, so ist auf Freiheitsstrafe von sechs Monaten bis zu fünf Jahren zu erkennen.*
> *(2) Der Versuch ist strafbar.«* (Wolfslast 2001, S. 2)

Allerdings verweist das Strafgesetzbuch im Zusammenhang mit den Regelungen zur Körperverletzung in §223 StGB darauf, dass eine Weiterbehandlung eines Patienten über das für ihn erträgliche Maß hinaus den Straftatbestand der Körperverletzung erfüllt und entsprechend bestraft wird (vgl. Platow 2010, S. 41). Dies gilt grundsätzlich für jede Behandlung gegen den Willen des Patienten / der Patientin (vgl. Frieß 2010, S. 32).

Die gesetzlichen Regelungen zum Begehen durch Unterlassen in §13 StGB und zur unterlassenen Hilfeleistung in §323 StGB werden im Zusammenhang mit Sterbehilfe grundsätzlich eher »im Sinne einer lindernden Unterstützung des Sterbenden und nicht als straffällige Unterlassung gedeutet.« (Platow 2010, S. 41)

Wird ein Arzt / eine Ärztin der Sterbehilfe bezichtigt, so sieht die Rechtsprechung nach §153 der Strafprozessordnung eine Einstellung der strafrechtlichen Verfolgung vor. Dabei wird verwiesen auf die geringe Schuld und die Tragik der Situation.

Grundsätzlich gilt der Wille des Sterbenden als höchstes Gesetz, bei ihm liegt die letzte Entscheidung, welcher Behandlung er sich unterziehen möchte und welche er demgegenüber ablehnt. Ist der Wille des Patienten / der Patientin, beispielsweise aufgrund von Bewusstlosigkeit, nicht mehr festzustellen und vorsorgende Dokumente liegen nicht vor, muss der Arzt gemeinsam mit den Angehörigen über die weitere Vorgehensweise beraten (vgl. Platow 2010, S. 40f).

## Rechtliche Regelung der passiven Sterbehilfe

Die passive Sterbehilfe ist in Deutschland nicht eindeutig rechtlich geregelt. Grundsätzlich ist das Sterbenlassen von Patient*innen durch Unterlassen in Deutschland als unterlassene Hilfeleistung strafbar. Erlaubt ist sie beim todkranken Patienten, wenn bestimmte Bedingungen erfüllt sind. Verlangt der einwilligungsfähige Patient die Unterlassung lebensverlängernder Maßnahmen, so gilt die passive Sterbehilfe als geboten (vgl. Schwendemann 2011, S. 51f).

Wenn der Tod eines Patienten / einer Patientin unmittelbar bevorsteht, werden die Handlungen der passiven Sterbehilfe als rechtskonforme Hilfe beim Sterben gewertet. Besteht noch keine unmittelbare Todesnähe, spricht der Bundesgerichtshof von Hilfe zum Sterben (vgl. Frieß 2010, S. 33).

Passive Sterbehilfe ist straflos, wenn erstens eine ungünstige, zum Tod des Patienten / der Patientin führende Prognose für den weiteren Verlauf der Erkrankung gestellt ist und unmittelbare Todesnähe besteht. Zweitens muss der Behandlungsverzicht beziehungsweise -abbruch dem aktuellen Wunsch des Patienten / der Patientin entsprechen. Ist dieser / diese nicht mehr in der Lage, seine / ihre Wünsche zu äußern, muss der Verzicht auf eine (Weiter-) Behandlung in einer auf die konkrete Situation bezogenen Patient*innenverfügung gewünscht sein. Liegt auch eine solche nicht vor, muss der Behandlungsverzicht dem mutmaßlichen Willen der Patient*innen entsprechen. Dieser muss gemeinsam durch den behandelnden Arzt und den zum Betreuendem eingesetzten Angehörigen eruiert werden (vgl. Marquard 2007, S. 187).

Bis zum Jahr 2005 war es notwendig, dass der zum Betreuenden eingesetzte Angehörige die Beendigung der künstlichen Ernährung im Falle von nicht mehr äußerungsfähigen Patient*innen beim Vormundschaftsgericht beantragen musste. Das Gericht musste die Prognose eines irreversiblen, tödlichen Verlaufs der Krankheit überprüfen und den mutmaßlichen Willen der Patient*innen eruieren. Seit 2005 ist diese Vorgehensweise nur in dem Fall notwendig, wenn Ärzt*innen und Betreuende sich bei der Entscheidung nicht einig werden können. Im Falle einer Einigung, muss das Gericht nicht eingeschaltet werden und die Entscheidung der Ärzt*innen und der Betreuenden ist für Dritte bindend. Wird der Patient / die Patientin gegen den Willen des Betreuenden und des Arztes /der Ärztin weiter ernährt, handelt es sich um einen rechtswidrigen Eingriff in das Selbstbestimmungsrecht der Patient*innen (vgl. Frieß 2010, S. 34–36).

## Rechtliche Regelung der indirekten Sterbehilfe

»Wünscht der Patient ein möglichst schmerzfreies Sterben, so ist dieser Wunsch höher zu bewerten als eine Verlängerung der Lebenszeit bei schweren Schmerzen. Die subjektive Lebensqualität des Patienten im Hinblick auf seine Rest-Lebenszeit ist einer objektiven Lebensdauer übergeordnet.« (Marquard 2007, S. 187)

Die Verweigerung einer adäquaten Schmerztherapie kann strafrechtlich als unterlassene Hilfeleistung oder Körperverletzung geahndet werden. Der Arzt / die Ärztin ist demnach dazu verpflichtet, den Patient*innen ausreichend Medikamente zur Linderung ihrer Beschwerden zu verabreichen (vgl. Schwendemann 2011, S. 52).

Legal ist indirekte Sterbehilfe dann, wenn sie dem ausdrücklichen oder mutmaßlichen Willen des Patienten / der Patientin entspricht und die Verabreichung der Medikamente allein durch das Bestreben nach Schmerz- und Leidensminderung motiviert ist und somit der beschleunigte Todeseintritt lediglich als in Kauf genommene Nebenfolge erscheint. Hierin besteht – wie bereits dargelegt – die Grenze zur aktiven Sterbehilfe. Die Überschreitung dieser Grenze ist im konkreten Fall vielfach jedoch schwer auszuschließen oder nachzuweisen (vgl. Frieß 2010, S. 37).

## Rechtliche Regelung der aktiven Sterbehilfe

In Bezug auf aktive Sterbehilfe ist die Rechtslage in Deutschland eindeutig. Der Straftatbestand heißt offiziell »Tötung auf Verlangen« und wird juristisch als »Vergehen« eingestuft, selbst dann, wenn der Täter/die Täterin durch ein ernsthaftes und ausdrückliches Tötungsverlangen zur Tötung bestimmt wurde. Das Gesetz sieht in § 216 Abs. 1 StGB eine Strafandrohung von 6 Monaten bis zu 5 Jahren vor. Die Höhe der Strafe liegt im Ermessen des zuständigen Gerichts und ist abhängig vom Einzelfall und seinen Umständen (https://www.juraforum.de/lexikon/toetung-aufverlangen). Nach §216 StGB ist nicht nur die Durchführung einer Tötung auf Verlangen, sondern bereits der Versuch strafbar. Gegenüber dem in §212 StGB geregelten Tatbestand des Totschlages stellt die Tötung auf Verlangen jedoch ein milder bestraftes Tötungsdelikt dar. Begründet wird die Unrechtsminderung durch das ausdrückliche Verlangen des Sterbewilligen, die Bestimmung des Handelnden durch den Sterbewilligen und die Mitleids- und Hilfsmotivation des Täters. Der gesundheitliche Zustand der Patient*innen, implizit die unmittelbare Todesnähe, spielt bei der juristischen Bewertung keine Rolle, ebenso wenig wie das Verhältnis zwischen Täter / Täterin und Sterbewilligem (vgl. Frieß 2010, S. 37f).

Entscheidend für die Strafminderung ist, dass der Sterbewillige den Täter ausdrücklich zur Tat bestimmt und dieser den Sterbewilligen ohne diese Bestimmung nicht getötet hätte. Weiterhin muss die Willensäußerung ernsthaft, ausdrücklich und zweifelsfrei sein (vgl. Frieß 2010, S. 38f).

Gegen das Verbot der aktiven Sterbehilfe in Deutschland wird vielfach Kritik ins Feld geführt. Hier sollen exemplarisch einige Argumente genannt werden, die zum Überdenken der Rechtslage anregen können: So erscheint beispielsweise die Begründung des Gesetzgebers, dass das Leben ein unveräußerliches Rechtsgut ist, in Bezug auf die Tötung auf Verlangen kein hinreichendes Argument für ein Verbot zu sein (vgl. Frieß 2010, S. 40). Denn es wird »bei der Tötung auf Verlangen das Gut gar nicht veräußert, sondern lediglich dem Träger des Rechtsgutes (…) bei dem geholfen, was er mit seinem Rechtsgut tun will, nämlich es zu zerstören.« (Frieß 2010, S. 40)

Eine weitere Argumentation zielt darauf ab, dass jedem Sterbewilligen gleichermaßen die Entscheidungsfreiheit über sein Rechtsgut Leben zugestanden sein sollte. Es liegt ein Widersinn in der Tatsache, dass sich ein schwerst krebskranker Mensch bei der Beendigung seines Lebens helfen lassen darf, indem er beispielsweise indirekte Sterbehilfe in Anspruch nimmt oder gar assistierten Suizid (zur rechtlichen Lage s.u.), einem gelähmten Menschen diese Möglichkeit aber durch die Strafbarkeit entzogen wird (vgl. Frieß 2010, S. 40f).

## Sterbehilfe / Medizinisch-assistierter Suizid im europäischen Ausland

In einer unserer konzipierten Unterrichtsstunden liegt ein Schwerpunkt auf dem assistierten Suizid anhand eines Fallbeispiels aus der französischsprachigen Schweiz. Gegenstand des Films ist, der im Rahmen der Unterrichtsstunde gezeigt wird, Sterbehilfe im europäischen Ausland. Eine genauere Darstellung der rechtlichen Begebenheiten bzw. eine detaillierte Beschreibung der Abläufe in diesen drei Ländern würde den Rahmen dieser Arbeit sprengen. Exemplarisch soll hier der Ablauf eines assistierten Suizids in der Schweiz durch die supranational wirkende Organisation »Dignitas« dargestellt werden.

## *Neue Gesetzeslage nach Bundestagsbeschluss vom 6.11.2015 und Bundesverfassungsgerichtsurteil vom 26.02.2020*

## Rechtliche Regelung des medizinisch-assistierten Suizids Novelle vom 6.11.2015

»Die **Sterbehilfe** wird in Deutschland neu geregelt. Der Bundestag entschied sich am **Freitag, 6. November 2015**, für die Annahme eines von den Abgeordneten **Michael Brand (CDU/CSU), Kerstin Griese (SPD), Kathrin Vogler (Die Linke)** und **Dr. Harald Terpe (Bündnis 90/Die Grünen)** und anderen fraktionsübergreifend initiierten Gesetzentwurfs (18/5373). Darin ist vorgesehen, **geschäftsmäßige Suizidbeihilfe** (im Original nicht fett) unter Strafe zu stellen und einen entsprechenden Paragrafen im Strafgesetzbuch zu schaffen. Davon betroffen sind Vereine, Organisationen und Einzelpersonen, die mit gewerbsmäßiger Absicht Suizidassistenz anbieten. Ihnen droht bei einer Verurteilung eine Geld- oder Freiheitsstrafe von bis zu drei Jahren. Angehörige oder dem Suizidwilligen nahestehende Personen, die im Einzelfall handeln, sind hingegen von der Strafandrohung ausgenommen.« https://www.bundestag.de/dokumente/textarchiv/2015/kw45_de_sterbebegleitung/392450

Medizinisch-assistierter Suizid bleibt nach dieser Entscheidung in Deutschland unter klar definierten Vorgaben straflos. Es bestehen jedoch Strafbarkeitsrisiken (vgl. Marquard 2007, S. 187). Da Suizid in Deutschland keinen Straftatbestand darstellt, ist folgerichtig auch die Beihilfe zum Suizid keiner (vgl. Frieß 2010, S. 43). Straffrei ist die Teilnahme an einem Suizid aber nur dann, wenn »der Lebensmüde allein die Tatherrschaft über das ganze Geschehen hat, das letztlich zum Tode führt. Sobald die entscheidende Tatherrschaft beim Helfer liegt, macht sich dieser strafbar (…).« (Frieß 2010, S. 43) Auf diese Weise soll jede Form der Fremdbestimmung des suizidalen Aktes ausgeschlossen werden. Wenn ein Mensch willens ist, sich selbst zu töten und das dann auch durchführt, so ist davon auszugehen, dass es wirklich sein ernsthafter Wille ist, zu sterben. Er behält zu jedem Zeitpunkt der Durchführung die Entscheidungsgewalt, kann seinen Entschluss also jederzeit revidieren. Trotz strafrechtlicher Unbedenklichkeit gibt es in Deutschland keine den europäischen Nachbarländern vergleichbare Praxis des Medizinisch-assistierten Suizids (vgl. Frieß 2010, S. 43). Das liegt vor allem an den Strafbarkeitsrisiken für die behandelnden Ärzt*innen, denn diese bleiben den Patient*innen gegenüber hilfspflichtig, auch wenn diese aus freien Stücken Hand an sich gelegt haben (vgl. Marquard 2007, S. 187; Marquard 2014, S. 54–61).

Die vom Bundestag beschlossene Novelle vom 6.11.2015 sieht folgende Regelungen vor:

*Entwurf eines Gesetzes zur Strafbarkeit der geschäftsmäßigen Förderung der Selbsttötung*

A. Problem Das deutsche Rechtssystem verzichtet darauf, die eigenverantwortliche Selbsttötung unter Strafe zu stellen, da sie sich nicht gegen einen anderen Menschen richtet und der freiheitliche Rechtsstaat keine allgemeine, erzwingbare Rechtspflicht zum Leben kennt. Dementsprechend sind auch der Suizidversuch oder die Teilnahme an einem Suizid(-versuch) straffrei. Dieses Regelungskonzept hat sich grundsätzlich bewährt. Die prinzipielle Straflosigkeit des Suizids und der Teilnahme daran sollte deshalb nicht infrage gestellt werden. Eine Korrektur ist aber dort erforderlich, wo geschäftsmäßige Angebote die Suizidhilfe als normale Behandlungsoption erscheinen lassen und Menschen dazu verleiten können, sich das Leben zu nehmen. Ziel des vorliegenden Gesetzentwurfes ist es, die Entwicklung der Beihilfe zum Suizid (assistierter Suizid) zu einem Dienstleistungsangebot der gesundheitlichen Versorgung zu verhindern. In Deutschland nehmen Fälle zu, in denen Vereine oder auch einschlägig bekannte Einzelpersonen die Beihilfe zum Suizid regelmäßig anbieten, beispielsweise durch die Gewährung, Verschaffung oder Vermittlung eines tödlichen Medikamentes. Dadurch droht eine gesellschaftliche »Normalisierung«, ein »Gewöhnungseffekt« an solche organisierten Formen des assistierten Suizids, einzutreten. Insbesondere alte und/oder kranke Menschen können sich dadurch zu einem assistierten Suizid verleiten lassen oder gar direkt oder indirekt gedrängt fühlen. Ohne die Verfügbarkeit solcher Angebote würden sie eine solche Entscheidung nicht erwägen, geschweige denn treffen. Solchen nicht notwendig kommerziell orientierten, aber geschäftsmäßigen, also auf Wiederholung angelegten Handlungen ist deshalb zum Schutz der Selbstbestimmung und des Grundrechts auf Leben auch mit den Mitteln des Strafrechts entgegenzuwirken. Der hier vorgelegte Entwurf kriminalisiert ausdrücklich nicht die Suizidhilfe, die im Einzelfall in einer schwierigen Konfliktsituation gewährt wird. Ein vollständiges strafbewehrtes Verbot der Beihilfe zum Suizid, wie es in einzelnen anderen europäischen Staaten besteht, ist politisch nicht gewollt und wäre mit den verfassungspolitischen Grundentscheidungen des Grundgesetzes kaum zu vereinbaren. Gleichzeitig wird durch eine gesonderte Regelung klargestellt, dass Angehörige oder andere dem Suizidwilligen nahestehende Personen sich nicht strafbar machen, wenn sie lediglich Teilnehmende an der Tat sind und selbst nicht geschäftsmäßig handeln.

**B. Lösung** Der Entwurf schlägt die Schaffung eines neuen Straftatbestandes im Strafgesetzbuch (StGB) vor (§ 217 StGB-E), der in Absatz 1 die geschäftsmäßige Förderung der Selbsttötung unter Strafe stellt. Diese Tätigkeit soll als abstrakt das Leben gefährdende Handlung verboten werden. Nach Absatz 2 sollen Angehörige oder andere dem Suizidwilligen nahestehende Personen, die sich lediglich als nicht geschäftsmäßig handelnde Teilnehmer an der Tat beteiligen, von der Strafandrohung ausgenommen werden.

**C. Alternativen** Der nicht weiterverfolgte Gesetzentwurf der Bundesregierung aus dem Jahr 2012 (Bundestagsdrucksache 17/11126) schlug vor, lediglich die gewerbsmäßige Förderung der Selbsttötung unter Strafe zu stellen, und ist somit enger gefasst als der hier vorgelegte Entwurf. Gleiches gilt für den Vorschlag, im Vorfeld der eigentlichen Rechtsgutgefährdung angesiedelte Werbemaßnahmen unter Strafe zu stellen (Bundesratsdrucksache 149/10). Eine Modifikation dieser Initiative sah vor, sowohl die gewerbliche Suizidbeihilfe als auch die Werbung für eine Suizidhilfevereinigung für strafwürdig zu befinden (Bundesratsdrucksache 149/1/10). Weiter geht hingegen der Vorschlag, die Beihilfe zum Suizid strafrechtlich vollständig zu verbieten. (…)

Der Bundestag hat das folgende Gesetz beschlossen:

**Artikel 1**

**Änderung des Strafgesetzbuchs**

Das Strafgesetzbuch in der Fassung der Bekanntmachung vom 13. November 1998 (BGBl. I S. 3322), das zuletzt durch Artikel … des Gesetzes vom … (BGBl. I S. …) geändert worden ist, wird wie folgt geändert:

1. In der Inhaltsübersicht wird die Angabe zu § 217 wie folgt gefasst:
   »§ 217 Geschäftsmäßige Förderung der Selbsttötung«.
2. § 217 wird wie folgt gefasst:

»§ 217

Geschäftsmäßige Förderung der Selbsttötung

(1) Wer in der Absicht, die Selbsttötung eines anderen zu fördern, diesem hierzu geschäftsmäßig die Gelegenheit gewährt, verschafft oder vermittelt, wird mit Freiheitsstrafe bis zu drei Jahren oder mit Geldstrafe bestraft.

(2) Als Teilnehmer bleibt straffrei, wer selbst nicht geschäftsmäßig handelt und entweder Angehöriger des in Absatz 1 genannten anderen ist oder diesem nahesteht.«

**Artikel 2**

**Inkrafttreten**

Dieses Gesetz tritt am Tag nach der Verkündung in Kraft.

http://dip21.bundestag.de/dip21/btd/18/053/1805373.pdf

Am 26. Februar 2020 hat das Bundesverfassungsgericht das Urteil aus dem Jahr 2015 zum »Verbot der geschäftsmäßigen Förderung der Selbsttötung« revidiert. Demnach verstoße der entsprechende Paragraf 217 des Strafgesetzbuches (StGB) gegen das Grundgesetz und sei somit nichtig. Das im Grundgesetz verankerte allgemeine Persönlichkeitsrecht umfasse auch ein »Recht auf selbstbestimmtes Sterben« und die »Freiheit, hierfür bei Dritten Hilfe zu suchen«, begründet der Zweite Senat sein Urteil. Der Bundestag hatte Anfang November 2015 mit einer Drei-Fünftel-Mehrheit einen fraktionsübergreifenden Gesetzesentwurf beschlossen, der die »geschäftsmäßige Förderung der Selbsttötung« strafbar gemacht hatte.

In der Entscheidung des Bundesverfassungsgerichts vom 26.02.2020 heißt es u.a.:
»Das allgemeine Persönlichkeitsrecht umfasst als Ausdruck persönlicher Autonomie ein Recht auf selbstbestimmtes Sterben. Das Recht auf selbstbestimmtes Sterben schließt die Freiheit ein, sich das Leben zu nehmen.«

Durch das Verbot in § 217 StGB war es aber unmöglich, von diesem Recht Gebrauch zu machen. Nach dem Bundesverfassungsgericht verletzt demnach § 217 StGB auch Grundrechte von Personen und Vereinigungen, Suizidhilfe zu leisten. Wegen der festgestellten Verfassungsverstöße ist § 217 StGB somit auch für nichtig zu erklären, so dass dieser keinen Bestand mehr haben kann und demnach nicht neu gefasst werden kann.
Durch das Urteil des Bundesverfassungsgerichts ist nun die Sonderform passive Sterbehilfe wieder erlaubt. Dafür muss nicht einmal eine unheilbare Krankheit vorliegen.
Nachfolgend die wesentlichen Leitsätze des Urteils des Bundesverfassungsgerichts vom 26.02.2020:

- »Das allgemeine Persönlichkeitsrecht (Art. 2 Abs. 1 i.V.m. Art. 1 Abs. 1 GG) umfasst als Ausdruck persönlicher Autonomie ein Recht auf selbstbestimmtes Sterben.«
- »Das Recht auf selbstbestimmtes Sterben schließt die Freiheit ein, sich das Leben zu nehmen.«
- »Die Entscheidung des Einzelnen, seinem Leben entsprechend seinem Verständnis von Lebensqualität und Sinnhaftigkeit der eigenen Existenz ein Ende zu setzen, ist im Ausgangspunkt als Akt autonomer Selbstbestimmung von Staat und Gesellschaft zu respektieren.«
- »Die Freiheit, sich das Leben zu nehmen, umfasst auch die Freiheit, hierfür bei Dritten Hilfe zu suchen und Hilfe, soweit sie angeboten wird, in Anspruch zu nehmen.«

Nun ist der Gesetzgeber verpflichtet auf Grundlage der Debatte von 2015, unter Einbeziehung des Ethikrates, einen neuen passenden Gesetzentwurf zur Beihilfe der Selbsttötung zu entwickeln. Hierbei soll unter Berücksichtigung von Strafrecht, Arzneimittelrecht und dem Berufsrecht der Ärzteschaft ein Weg gefunden werden, um sicherzustellen, dass Sterbewillige sicher hiervon Gebrauch machen können.
Am 29.01.2021 wurde in Berlin ein interfraktioneller Gesetzentwurf zur Suizidassistenz vorgestellt. Der gemeinsame Gesetzentwurf der Abgeordneten Karl Lauterbach (SPD), Katrin Helling-Plahr (FDP) und Petra Sitte (Linke) sieht vor, dass der Arzt/die Ärztin einem oder einer Suizidwilligen ein Mittel zur Selbsttötung verschreiben darf, sich aber durch »Vorlage einer Bescheinigung« »nachweisen« lassen muss, dass die Person zuvor eine Beratungsstelle aufgesucht hat. Die Beratung muss mindestens zehn Tage und darf höchstens acht Wochen zurückliegen. Die unentgeltliche Beratung kann auch »aufsuchend« sein, etwa wenn ein Patient oder eine Patientin nicht mehr mobil ist. Als Beratungsstellen können auch die Einrichtungen freier Träger sowie Ärztinnen und Ärzte »anerkannt werden«, heißt es in dem Entwurf. Im Gesetzentwurf ist zudem vorgesehen, das Betäubungsmittelgesetz zu ändern, sodass die Verschreibung von Natrium-Pentobarbital in der Suizidassistenz möglich wäre (Dribbusch, Barbara in: taz Berlin, 29.1.2021).
Ein alternativer Gesetzentwurf zum ärztlich assistierten Suizid kommt von den Abgeordneten der Grünen, den Juristinnen Renate Künast und Katja Keul. Dieser Entwurf unterscheidet, ob die Betroffenen ihren Tod wegen einer schweren Erkrankung anstreben oder aus anderen Gründen. Im letzteren Fall seien »höhere Anforderungen« an die »Dokumentation der Dauerhaftigkeit eines selbstbestimmten Entschlusses« zu stellen. Insbesondere sollen Personen davor geschützt werden, aufgrund von Alter, Krankheit oder sozialem Druck von Dritten zur Inanspruchnahme der Sterbehilfe gedrängt zu werden, um niemandem zur Last zu fallen (Dribbusch, Barbara in: taz Berlin, 29.1.2021).
Beide Vorschläge beschränken sich im Wesentlichen darauf, die Hilfe zur Selbsttötung explizit für straffrei zu erklären, einen Prozess zur Absicherung der Verschreibung eines tödlichen Medikaments (erst) nach Feststellung eines frei gebildeten, ernsthaften und dauerhaften Sterbewillens aufzusetzen und klarzustellen, dass auch künftig keine Ärztin und kein Arzt verpflichtet sein wird, entgegen der eigenen Überzeugung Sterbehilfe zu leisten. Auch das ärztliche Berufsrecht, das in den Entwürfen allenfalls am Rande angesprochen wird, verbietet es den Ärzt:innen in den meisten Bundesländern allerdings derzeit, Hilfe zum Suizid zu leisten. Ebenfalls keine Regelungen treffen beide Entwürfe zum Strafrecht. Der Entwurf der Grünen-Abgeordneten bezeichnet das Strafrecht ausdrücklich als ungeeignet, der interfraktionelle Entwurf verhält sich dazu kaum. So tasten die Vorschläge die Tötung auf Verlangen (§ 216 Strafgesetzbuch) nicht an, die

weiterhin strafbar bleibt. (Lorenz, Pia in: Legal Tribune Online, 29.01.2021)

Die Stiftung Patientenschutz protestierte gegen die vorgeschlagene Neuregelung. Beratungsstellen könnten nicht feststellen, ob ein freier Wille autonom gebildet wurde, sagte der Vorstand Eugen Brysch. »Deshalb kann es durch staatliche Beratung kein Suizid-Siegel geben.« (F.A.Z 29.01.2021)

Das zuständige Bundesministerium für Gesundheit veröffentlichte am 29.01.2021 eine Pressemitteilung, in der es heißt, es liege »noch keine Positionierung der Bundesregierung zum Ob und Wie einer möglichen Neuregelung der Suizidhilfe vor«. Diese Haltung ist symptomatisch für den Riss, der sich im Umgang mit dem gesellschaftlich, ethisch und religiös umstrittenen Thema Sterbehilfe durch die Gesellschaft zieht.

Eine eindeutige Positionierung gegen den medizinisch-assistierten Suizid liegt beim evangelischen Johanniter-Ritter-Orden vor, die wir als **M 15** (Seite 87ff) zur Verfügung stellen.

# 4 Assistierter Suizid in der Schweiz

## Rechtsgrundlage

Der assistierte Suizid ist in der Schweiz straffrei. Anders als in Deutschland finden sich hier aber strengere rechtliche Reglementierungen. Damit ein assistierter Suizid ohne Straffolge bleiben kann, darf die Person des Täters keine nachweisbaren, selbstsüchtigen Motive durch die unterstützte Tötung des Patienten haben. Dies beruht auf § 115 Schweizer StGB, wo eine Beihilfe zur Selbsttötung mit bis zu fünf Jahren Freiheitsentzug geahndet wird oder aber eine Geldstrafe beim Nachweis von eben genannten Motiven vorgesehen ist (vgl. Lebensschutz in Rheinland-Pfalz, Themen, Sterbehilfe, Schweiz).

Mit Blick auf die Bundesrepublik und die Schweiz lässt sich folglich sagen, dass der assistierte Suizid in beiden Ländern zulässig ist, soweit dies im vollen Einverständnis mit dem Sterbewilligen geschieht. Die aktive Sterbehilfe hingegen ist in beiden Ländern verboten, sowohl die passive als auch die indirekte Sterbehilfe sind zulässig (vgl. Lebensschutz in Rheinland-Pfalz, Themen, Sterbehilfe, Schweiz).

## Dignitas & EXIT

»Dignitas« und »EXIT« sind die beiden größten Organisationen aus der Schweiz, die assistierten Suizid praktizieren. Dies ist überhaupt erst dadurch möglich, dass alle Mitarbeiter dieser Organisationen bewusst als Ehrenamtliche geführt und beschäftigt werden, um unter keinen Umständen den Tatbestand der »eigennützigen Motive« bei einer Beihilfe zur Selbsttötung zu erfüllen (vgl. Lebensschutz in Rheinland-Pfalz, Themen, Sterbehilfe, Schweiz, Dignitas und Exit). Der Journalist und Rechtsanwalt Ludwig Amadeus Minelli gründete 2005 auch Ableger von »Dignitas« in der Bundesrepublik Deutschland. Die Werbung in deutschen Medien für den assistierten Suizid von »Dignitas« war in den letzten Jahren umstritten. Trotz allem wurden im Jahr 2011 »[...] von Dignitas 160 Selbstmorde unterstützt, hiervon hatten 72 Personen ihren Wohnsitz in Deutschland, 22 stammten aus Großbritannien und nur elf stammten aus der Schweiz.« (Lebensschutz in Rheinland-Pfalz, Themen, Sterbehilfe, Schweiz, Dignitas und Exit).

## Schritte zum assistierten Suizid bei Dignitas

Bevor ein assistierter Suizid durchgeführt wird, müssen verschiedene Schritte durchlaufen werden. »Dignitas« schildert diese auf seiner offiziellen Internetseite:

*Voraussetzungen* für die Begleitung von »Dignitas« bei einem Suizid sind zum einen die Mitgliedschaft bei der Organisation selbst, eine nachweisbare Urteilsfähigkeit der Person und die nachweisliche, minimale körperliche Aktionsfähigkeit. Des Weiteren geschieht dieser assistierte Suizid unter Mitwirkung von mindestens einem schweizerischen Arzt / einer Ärztin, da das todbringende Medikament nur über ein ärztliches Rezept erlangt werden kann. Es muss entweder eine Krankheit vorliegen, die unweigerlich zum Tod führt, eine »unzumutbare Behinderung« oder aber der Patient / die Patientin muss unter nicht beherrschbaren Schmerzen leiden (Dignitas – Menschenwürdig leben, Menschenwürdig sterben).

*Die Vorbereitungsphase* wird durch ein schriftliches Gesuch des Klienten an »Dignitas« selbst eingeleitet. Für alle folgenden Schritte muss der Patient / die Patientin ein entsprechendes ärztliches Rezept besitzen, welches von einem Schweizer Arzt ausgestellt werden muss und das die Freigabe für die notwendigen Medikamente gibt. Menschen, die nicht in der Schweiz wohnen, müssen vorerst einen Termin ausmachen und dann in die Schweiz reisen, um ein solches Rezept nach einer medizinischen Untersuchung von einem Schweizer Arzt zu erhalten. In diesem Fall wird der Arzt / die Ärztin von »Dignitas« gestellt. Staatsangehörigen der Schweiz steht es hingegen frei, den eigenen Hausarzt für ein solches Rezept aufzusuchen (vgl. Dignitas – Menschenwürdig leben, Menschenwürdig sterben). Der Klient / die Klientin ist dazu angehalten, das Vorhaben gründlich mit dem Arzt / der Ärztin zu besprechen.

*Die Freitodbegleitung* ist die zweite Phase bei der Durchführung eines assistierten Suizids durch »Dignitas«. Menschen mit Wohnsitz in der Schweiz steht die Möglichkeit offen, dass diese in ihrer eigenen Wohnung bzw. ihrem eigenen Haus sterben. Wer nicht in der Schweiz wohnt bekommt die Möglichkeit, nach Vereinbarung eines Termins, in »[...] zweckmässig eingerichteten Räumen [...]« (Dignitas – Menschenwürdig leben, Menschenwürdig sterben) den assistierten Suizid zu vollziehen.

Unabhängig von dem Wohnsitz der Person ist der Ablauf in beiden Fällen derselbe: Über den zeitlichen Ablauf entscheidet allein die sterbewillige Person. »Dignitas« selbst stellt lediglich Begleitpersonen, die für »[...] den richtigen technischen Ablauf verantwortlich sind.« (Dignitas – Menschenwürdig leben, Menschenwürdig sterben) Ist der Moment gekommen, in dem der Sterbewillige den letzten Schritt gehen möchte, wird ihm ein Medikament gereicht, das er selbstständig zu sich nimmt. Hierbei handelt es sich um Natrium-Pentobarbital, ein starkes Schlaf- und Narkosemittel, welches den Klienten erst einschlafen und anschließend versterben lässt. Menschen, die sich selbst ernähren können, wird hierfür ein Glas Wasser gereicht, in welchem das Mittel aufgelöst ist. Menschen mit Magensonden müssen es sich selbst durch die Magensonde zuführen. Wer selbst das nicht mehr kann, muss sich das Medikament mit Hilfe einer Infusion verabreichen. Hierbei ist jedoch jeweils zu beachten, dass »Dignitas« aus rechtlichen Gründen niemals bei dem Verabreichen des tödlichen Medikaments helfen darf, selbst die Infusionen müssen bereits vollständig gesetzt sein. Nach dem Konsumieren des Medikaments schläft die Person erst ein, fällt danach in ein Koma und stirbt letztendlich durch ein Versagen des Atemzentrums. Der Tod tritt nach zwei bis fünf Minuten ein und ist laut »Dignitas« gänzlich risiko- und schmerzfrei (Dignitas – Menschenwürdig leben, Menschenwürdig sterben). Bei diesem gesamten Prozess dürfen Angehörige des/der Sterbenden anwesend sein. Nach dem Eintreten des Todes muss die Polizei über das Versterben informiert werden, da es sich hierbei nach dem Gesetz der Schweiz um einen sogenannten »außergewöhnlichen Todesfall« handelt (vgl. Mund 2005).

*Nacharbeit von Dignitas* stellt ebenfalls ein Angebot dieser Organisation dar. So steht es den Angehörigen frei, sich direkt an »Dignitas« zu wenden, um Hilfe und Beratung zur Trauerbewältigung zu erhalten (vgl. Dignitas – Menschenwürdig leben, Menschenwürdig sterben).

## Organisation EXIT

Die Organisation EXIT, ansässig in der Schweiz und, anders als »Dignitas«, ausschließlich im Dienste von schweizerischen Bürgerinnen und Bürgern, bietet ebenfalls Sterbebegleitung beim assistierten Suizid an. Der Ablauf unterscheidet sich jedoch nicht von der Vorgehensweise bei »Dignitas«.

Die medizinischen Voruntersuchungen, Terminbesprechungen und prinzipielle Grundvoraussetzungen sind vergleichbar. Auch hier handelt es sich letztendlich um den Konsum einer todbringenden Dosis von Natrium-Pentobarbital, welches von einem ansässigen Arzt verschrieben werden muss (vgl. Homepage der Organisation EXIT, Freitodbegleitung, Wie läuft eine Freitodbegleitung ab?).

## Assistierter Suizid in Belgien, Niederlande und Luxemburg

Ebenso wie in der Schweiz ist der assistierte Suizid auch in Belgien, den Niederlanden und in Luxemburg zulässig. Hierfür müssen aus rechtlicher Perspektive verschiedene Kriterien erfüllt werden. So muss es sich bei der betreffenden Person um jemanden handeln, der sich in einem »aussichtslosen Krankheitszustand« befindet und der in vollem Besitz seiner geistigen Kräfte und Entscheidungsfähigkeit den Wunsch zu sterben äußert. Insbesondere die Diagnose des Patienten muss durch einen zweiten, unabhängigen Arzt vollzogen werden (vgl. Homepage Deutsche Stiftung Patientenschutz, Themen, Assistierter Suizid).

Unter **M 7** (S. 55) findet sich eine Übersicht über die Regelungen zur Sterbehilfe in den einzelnen europäischen Staaten (Stand: 10. Januar 2021).

# 5 Utilitarismus

Die utilitaristische Theorie ist eine am Nutzen und der Effizienz orientierte philosophische Denkrichtung. Dabei ist zunächst unerheblich, wie diese vollständig allgemeine Theorie im Einzelnen interpretiert wird. Denn die Grundorientierung dieser Gerechtigkeitstheorie bezieht sich letztendlich auf alle Arten von Gegenständen, von individuellen Handlungen sowie persönlichen Beziehungen bis hin zu den Organisationsstrukturen einer Gesellschaft sowie der daraus determinierten Rechtsauffassung der Völker (vgl. Rawls, 1998, S. 78 i.V.m. S. 369). Ausgangs- und gleichermaßen Zielpunkt utilitaristischer Denkrichtungen ist u.E. ein auf Hedonismus und Wünschen ausgerichteter konsequenter Individualismus. Aus unserer Sicht zieht eine solche Fokussierung weitreichende Konsequenzen und Gefahren, für eine auf Teilhabe und der freien Entfaltung des Subjektes ausgerichtete Gesellschaft, nach sich. Mit Martha Craven Nussbaum formuliert: »Wünsche, so meint die heutige Aristotelikerin, sind ein leicht zu entstellender, unbeständiger und unzuverlässiger Wegweiser zu einem wirklich gedeihlichen menschlichen Leben« (Nussbaum, Gerechtigkeit oder Das gute Leben – Gender Studies, 1999, S. 97). Denn, nochmals anders formuliert, das Gute wird in dieser Theorie konsequenterweise und ausschließlich über den Nutzen des Individuums und einer Gesellschaft festgelegt. Wenn man diese Definition zugrunde legt, dann muss doch die zentrale Fragestellung lauten: Wer definiert in diesem Zusammenhang den Nutzen für wen? (vgl. Nussbaum 2010, S. 35) Diese Fragestellung ist aus christlicher und gleichermaßen aristotelischer Sicht essenzieller Natur! Sie kann deshalb keinesfalls aus einer individuellen, hedonistischen oder gleichwie gemittelten Perspektive heraus beantwortet werden. Sie ist, und dies erscheint uns der zentrale Ausgangspunkt für o.b. Fragestellungen zu sein, ausschließlich aus der Perspektive der Würde des Menschen heraus zu beantworten.

Dies bedeutet allerdings nicht, dass Theorien, wie z.B. die des Capability Approach (CaAp) von Amartya Sen ungeeignet wären, sich auf Teilhabe und freie Entfaltung des Subjekts zu stützen, auch wenn sie in erster Linie auf individualistischen und somit auf den Fähigkeiten eines Individuums fußenden Überlegungen beruhen. Denn der Theorie des *CaAp* ist inhärent, dass dieser Ansatz methodologisch um einen von Faktoren des sozialen Umfeldes ergänzenden Teil erweitert wird. Somit sind klare Referenzlinien zwischen *CaAp* sowie anerkennungstheoretischer und interpersoneller Überlegungen, wie z.B. jenen Axel Honneths, deutlich zu erkennen. Diese intersubjektiven, auf die Beziehungen der Menschen und der unveräußerlichen Würde des Menschen ausgerichteten Theorien, bilden insofern die konsequente Basis unserer weiteren Überlegungen zur Erörterung der Themenstellung eines sogenannten »selbstbestimmten« Lebensendes.

## Bin ich für eine Gesellschaft noch von Nutzen?

Eine Fragestellung, die bei gläubigen bzw. humanistisch gebildeten Menschen unmittelbar essenzielle und somit ontologische Fragen aufwirft, die u.a. untrennbar mit Immanuel Kants »Verzwecklichungsverbot« des Menschen oder auch des menschlichen Würdeverständnisses von Wilfried Härle verbunden sind. So kann mit Wilfried Härle gesagt werden, dass das Postulat nach der Würde des Menschen und im weiteren Sinne auch der Menschenwürde, eine kategoriale Forderung darstellt. Kategorial dergestalt, dass die Würde eines Menschen geschenkt ist und deshalb nicht von einem anderen Menschen geschaffen, anerkannt oder abgesprochen werden kann. Würde liegt also im Würde(n)träger selbst begründet (vgl. Härle 2010, S. 9). Insofern definiert Wilfried Härle: »Würde ist ein Anrecht auf Achtung« (Härle 2010, S. 9). Wilfried Härle konstatiert hier einen wesentlichen Unterschied zwischen Recht und Anrecht. So gesehen, muss eine rechtliche Trennung im Sinne einer präskriptiven Ethik vorgenommen werden, weil es sich bei der Würde des Menschen um eine göttliche Gnade handelt, die nach reformatorischem Grundverständnis erst die Rechtfertigung des Menschen begründet (vgl. Schwendemann 2013, S. 57).

Konstitutiv in diesem Zusammenhang ist, der von Amartya Sen in seinem Hauptwerk »Die Idee der Gerechtigkeit« beschriebene *CaAp*, der stark von der Auffassung geprägt ist, dass die Freiheit von Menschen im sozialen Miteinander der Intersubjektivität verortet sei. Im Zusammenwirken mit dem jeweils anderen entstehe das »So-Sein«. Dies ermögliche dem Individuum, sein Leben in Freiheit zu gestalten, indem es aus den verschiedenen, ihm zur Verfügung stehenden Optionen, frei wählen kann, um damit Freiheit und Wohlbefinden zu erreichen (vgl. Eiffe 2010, S. 148). Diese Definition zugrunde gelegt, könnte schnell die Vermutung entstehen, dass wenn man sich nur auf diese »individualistischen« Wesensmerkmale des Menschen festlegen würde, man Gefahr laufe, sich schlussendlich doch nur auf die Nutzenorientierung des Individuums zu reduzieren. Hier führt Amartya Sen an, dass der intrinsische Wunsch eines Individuums nach Freiheit nicht nur am Aspekt des persönlichen Wohlbefindens ausgerichtet sei. Denn das Individuum, eingebettet in soziale Systeme, ist auch von moralischen Überlegungen geleitet, nämlich höheren Zielen, als denen der persönlichen Nutzenüberlegungen zu folgen. So kann Amartya Sen sagen: »Wohlbefinden kann durch eine Handlung, die durch Agency motiviert ist, reduziert werden. Man denke etwa an Aktivisten, die sich an Bahngleise ketten, um den Abtransport radioaktiven Materials zu verhindern« (Amartya Sen in Eiffe 2010, S. 157). Dies macht deutlich, dass hier auf ein Beziehungsgeschehen verwiesen wird, das auf die wechselseitige Abhängigkeit der Menschen und zwar im Sinne von ›der Mensch als soziales Wesen der Beziehung‹ abzielt.

So wird klar, dass die Individuen im sozialen Raum ihrer Lebenswelt agieren und denken. Sie sind deshalb folgerichtig darauf angewiesen, mit den Subjekten dieses Raumes zu interagieren bzw. von diesen Subjekten und deren Institutionen die notwendige Anerkennung oder, um in der Terminologie Amartya Sens zu bleiben, Chancen zu erhalten. Insofern ist es schlechterdings nur schwer vorstellbar, »dass Menschen in einer Gesellschaft denken, wählen oder handeln können, ohne auf die ein oder andere Weise von der Art und dem Funktionieren ihrer Lebenswelt beeinflusst zu sein« (Sen 2010, S. 272). Dieser, nach unserer Auffassung, pragmatische, weil an der tatsächlichen Lebenswelt ansetzende Umstand, der auf die tatsächlich realisierten Ziele und Möglichkeiten eines Menschen abhebt, spricht den *CaAp* u.E. frei, eine utilitaristische Theorie zu sein. Denn der utilitaristische Nutzenbegriff fundiert ja in einem im Subjektivismus innewohnenden, angepassten Gefühl des Wohlergehens, was der *CaAp* gerade nicht sein will, wenn er auf die objektive Zielerreichung und Umsetzung der Möglichkeiten eines Individuums in Interaktion mit der Gesellschaft rekurriert (vgl. Eiffe 2010, S. 146). Dies wird umso deutlicher, wenn man die sogenannte Positions-Abhängigkeit des Urteils, der Bewertung berücksichtigt. Positions-Abhängigkeit will in diesem Kontext heißen, dass das Urteil eines Handelnden nicht von dessen persönlich wahrgenommenem Zustand abhängt, sondern von der Position, in der sich der Handlungsträger objektiv befindet (Eiffe 2010, S. 161f). Mit anderen Worten, die persönliche Situiertheit ist nicht das entscheidende Kriterium einer solchen Analyse, sondern vielmehr die objektive Lage des Individuums.

In die soziale Praxis übersetzt heißt dies: Menschen an den Kreuzungspunkten des Lebens passen ihre Wünsche und Ziele an ihre Situation an, obwohl ihre Fähigkeiten es zuließen, durchaus anspruchsvollere Ziele – an diesem Beispiel ein Leben und Sterben ohne Schmerzen aber getragen von gelingenden Beziehungen – und Wünsche zu realisieren. Somit passen sie diese an die soziale Lage ihres Seins an und unterschätzen dadurch ihre objektive Lage, indem sie ihre Wünsche nach einem besseren Leben im Sterbenwollen ausblenden.

Genau an dieser Stelle wird deutlich, dass ein am Nutzen, an der Verwertbarkeit der menschlichen Ressourcen orientiertes System, die existenziellen Fragestellung der Individuen: »bin ich für die Gesellschaft noch von Nutzen« oder »falle ich der Gesellschaft oder den Angehörigen nicht unnötig zur Last« subtil für das Individuum beantwortet. Nützlich ist – in einem so definierten Utilitarismus – nur der, der der Gesellschaft zum allgemeinen und utilitaristisch-normierten Glück verhilft. Effizienz und Glück ist in einem so gelagerten Denken, mit hedonistisch-materiellen Zielen umspannt. Nützlich kann demzufolge nur jenes Subjekt sein, das zu den hedonistisch-materiell vorgegebenen Parametern beitragen kann. Dass diese Analyse, wenn auch nicht in ihrer Wortradikalität aber in ihrer inhaltlichen Aussage gerechtfertigt sein mag, möge folgendes Zitat belegen. Der zweitreichste Mann der Welt, Warren Buffett, formulierte es in einem Interview mit Ben Stein in der New York Times einmal so: »There's class warfare, all right,« Mr. Buffett said, »but it's my class, the rich class, that's making war, and we're winning.« (Stein 2006). So wird der Wunsch nach einem langen und erfüllten Leben, den vermutlich jeder Mensch in sich trägt, zum Wunsch nach einem längstmöglich nützlichen Leben verzerrt. Oder mit Frank Schirrmacher formuliert: »Wie könnte man einer Theorie widerstehen, die nichts zurücklässt vom Menschen außer seinen Präferenzen plus seiner egoistischen Motivation, sie zu verwirklichen, und die darüber hinaus alles andere als eine Nutzenmaximierung des Einzelnen für nicht-rational hält« (Schirrmacher 2013, S. 199).

## »Nützlichkeit« des Todes – für wen nützlich?

In Richtung Kontraktualismus formuliert Martha Craven Nussbaum in ihrem Hauptwerk »Grenzen der Gerechtigkeit« die methodologische Frage: »Von wem werden die grundlegenden Prinzipien einer Gesellschaft formuliert? Und für wen werden die grundlegenden Prinzipien einer Gesellschaft formuliert?« (Nussbaum 2010, S. 35). Übertragen wir diese Fragestellung in ein, an der Nützlichkeit und Effizienz orientiertes Zeitalter, dann würde die klassische utilitaristische Ethik nach Jeremy Bentham (wer) für die Individuen der Gesellschaft (wen) folgende Antwort bereitstellen: Die souveränen Gebieter der menschlichen Natur stehen unter der Herrschaft von Leid und Freude.

Oder anders formuliert: »Es geht um das Glück der Gemeinschaft und insofern es sich um das Glück eines Individuums handelt, um das Glück dieses Individuums« (Höffe 2008, S. 55f). Unserer Auffassung nach ist jedoch das Glück in einer anderen, nämlich einer untergeordneten Kategorie beheimatet, als die Würde des Menschen.

Die Hoffnung eines jeden Menschen nach einem guten und leichten Tod ist unserer Ansicht nach an den Wunsch eines menschenwürdigen Sterbens gekoppelt. Da die Würde des Menschen aber im Menschsein begründet ist, kann sie auch von niemandem abgesprochen werden, eben auch nicht von einem wie auch immer definierten Nützlichkeits- oder Effizienzdenken.

In dieses Verständnis von Würde des Menschen ist die erste (von zehn) Grundfähigkeiten eingebettet, die Martha C. Nussbaum in »Grenzen der Gerechtigkeit« formuliert. Diese mit ***Life*** überschriebene Fähigkeit meint, ein Leben führen zu können, welches von normaler Dauer ist. Dies meint, nicht zu sterben, bevor das Leben nicht mehr lebenswert ist. Lebenswert in diesem Zusammenhang ist das Leben dann, wenn es nicht auf utilitaristische Form der Selbstverwirklichung reduziert ist, sondern es seine Autonomie erst in anerkennender Interaktion mit den Mitmenschen entfalten kann. Bezogen auf das Sterben der Menschen heißt dies, dass ein Leben solange erstrebenswert ist und bleibt, als es von der anerkennenden Interaktion zwischen den Menschen geprägt ist. Menschen eben nicht hilflos Maschinen überlassen werden und so keine Angst vor Unterversorgung bzw. unmenschlicher, beziehungsloser und anonymer Apparatemedizin haben müssen. In beeindruckender Art und Weise kann man in »*Grenzen der Gerechtigkeit*« – Kapitel II, Behinderung und Gesellschaftsvertrag – nachlesen, welche Kraft ein so beschriebenes Beziehungsgeschehen, das nicht nach Nutzen und Effizienz fragt, entfalten kann. Dort beschreibt Martha C. Nussbaum, wie sich Sesha freut, zur Musik zu tanzen und die Eltern zu umarmen. Eine angeborene Kinderlähmung, verbunden mit einer starken Entwicklungsverzögerung, bedeutet für Sesha, dass sie im erheblichen Maße auf die Fürsorge und Liebe ihrer Eltern angewiesen ist. Sie wird gewaschen, angezogen und gefüttert (vgl. Nussbaum 2010, S. 138). »Nur so kann sie die Erfahrung machen, dass ihre Fähigkeit Zuneigung und Freude zu empfinden, die ihre größte Stärke im Umgang mit anderen ist, bei den anderen gut ankommt« (Nussbaum 2010, S. 138f). Das der Würde des Menschen zugrunde gelegte Beziehungsgeflecht, »in dem der Mensch erst Mensch wird und worin seine Gottebenbildlichkeit wurzelt« ist an diesem lebensweltlichen Praxisbeispiel bestens illustriert. Vereinfacht dargestellt, würde der Tod Seshas weder Sesha selbst – da sie sich in diesem Beziehungsgeschehen ihre Fähigkeiten eines für sie erfüllten Lebens beginnt anzueignen – noch für ihre Eltern, die durch ihre Liebe Sesha ein erfülltes Leben ermöglichen – in irgendeiner Weise nützen. Dieses Beispiel lässt sich weiterentwickeln. Fußend auf der Erkenntnis, dass der Mensch ein an Erfahrungen orientiertes, lernendes Wesen ist, kann dieser Erfahrungsprozess, dieses Beziehungsgeflecht dazu beitragen, den Eltern die Erfahrung zu vermitteln, dass eine eigene Pflege im Alter, als ein weiterer Bestandteil zur Entwicklung eines autonomen Selbst verstanden werden kann.

Nützlichkeit könnte der Tod Seshas nur dann entfalten, wenn mit den üblichen Effizienzkriterien gemessen würde, ob und wie Seshas Leben für die Familie und die Gesellschaft von Wert sein könnte (z.B. gewerbsmäßige aktive Sterbehilfe, bessere Selbstverwirklichungsmöglichkeit der Eltern in Beruf und Gesellschaft). Aus diesem Grund erteilt Martha C. Nussbaum auch jedem gemittelten, relativierten oder einem wie auch immer gemessenen gesamtgesellschaftlichen Wohlbefinden, wie z.B. der Kenngröße eines Bruttoinlandproduktes oder Durchschnittseinkommens, eine klare Absage. Mit anderen Worten, »eine Steigerung des Wohlergehens einer Person kann das Elend einer anderen Person nicht ausgleichen« (Nussbaum 2010, S. 118).

## Menschliche Ressourcen im Rahmen der Palliativmedizin und -einrichtungen

Auch in dieser Aufgabenstellung kommen wir auf die von Martha C. Nussbaum formulierten Grundfähigkeiten zurück. Wie bereits angedeutet, vertritt Martha C. Nussbaum die Auffassung, der wir uns anschließen, dass die hohe kantianische Anforderung an die Intelligenz der Subjekte dazu führen muss, dass man ein Minimum an Grundsätzen formuliert, die von einem Großteil der Menschen in ihren lebensweltlichen Kontexten auch nachvollzogen werden können.

Insofern ist der Referenzrahmen mit der lebensweltlichen Ausrichtung klar gesetzt. Die Menschen werden im zunehmenden Maße an ihrem Lebensende damit konfrontiert, dass sie Befürchtungen und Ängste auf die Umstände des Sterbens hin entwickeln und nicht auf den Umstand des Sterbens selbst. Die von Martha C. Nussbaum vorgelegte Liste der »zehn zentralen menschlichen Fähigkeiten« folgt deshalb konsequent dem partizipativen Ansatz der Offenheit sowie dem Verständnis der symmetrischen und reziproken Kommunikation innerhalb der Gesellschaft, wie ihn auch u.a. Axel Honneth und Jürgen Habermas in ihren Theorien der Intersubjektivität beschreiben. Hier befindet sich Martha C. Nussbaum gewissermaßen auf aristotelischem Terrain, wenn sie feststellt, dass die von ihr allgemein gehaltenen Liste die Basis dafür ist, »eine konkrete Präzisierung des allgemeinen Guten aus den jeweiligen lokalen Bedingungen zu entwickeln« (Nussbaum 1999, S. 75). Dabei verweist sie darauf, »dass die aristotelische Konzeption des Guten zwar stark aber vage sei« (Nussbaum 1999, S. 72), aber gleichermaßen, weil eben nicht paternalistischer Natur, »eine Aufforderung, an einem intellektuellen Abenteuer teilzunehmen« ist. »Die starke vage Konzeption ist nur solange wertvoll und hat nur so lange Bestand, wie sie solche Abenteuer anleiten kann« (Nussbaum 1999, S. 76). Bezüglich des menschenwürdigen Sterbeprozesses in unseren westlichen Gesellschaften wäre doch die Frage zu stellen, worin das intellektuelle »Abenteuer« bestünde, wenn wir die Diskussion um die Sterbehilfe Pro und Contra zu führen haben. Das intellektuelle Abenteuer gehen wir ein, wenn wir uns auf den gedanklichen Weg machen, nach vorgelagerten Alternativen zum Suizid zu suchen. Der primäre Wunsch der Menschen liegt also nicht darin, in Selbstbestimmung und Autonomie sterben zu **wollen**, das muss jeder Mensch ehedem. Nein! Die Menschen wollen primär ein erfülltes sowie möglichst langes Leben führen, das weitest möglich frei von Schmerzen und Unglück ist. Hinzu kommt, dass der Mensch ein soziales Wesen ist, das essenziell auf Beziehung, Anerkennung und Wertschätzung angewiesen ist. Dies veranlasst Martha C. Nussbaum zur Aussage, »die Menschen wollen zusammenleben und sie wollen gut zusammenleben« (Nussbaum 2010, S. 126).

Also fassen wir zusammen: Menschen wollen in der Regel, solange als möglich leben, dabei weitestmöglich von Schmerz und Unglück verschont bleiben, anerkannt, wertgeschätzt und menschenwürdig behandelt werden sowie mit ihren Mitmenschen gut zusammenleben. Diese Analyse bietet doch die unausweichliche Grundlage für dieses von Martha C. Nussbaum eingeforderte intellektuelle Abenteuer. Das Abenteuer besteht darin, zu beantworten, wie wir den zuvor benannten Wünschen der Menschen entsprechen und nicht, wie wir ein Leben legal beenden können, damit vermeidbare Ängste nicht ertragen werden müssen. Hier bildet die Diskussion um den Ausbau der Palliativmedizin eine ausgezeichnete Grundlage. In der Palliativmedizin und insbesondere in der Hospizbewegung werden Antworten darauf gegeben. Antworten, die an der Würde und den damit verbundenen Wünschen der Menschen ansetzt. Im Hospiz haben die todkranken Menschen längst verinnerlicht, dass sie sterben müssen. Es geht also nicht mehr um die Frage des ***ob***, sondern nur noch darum, ***wie*** der sterbenskranke Mensch im Sterben begleitet wird. Es liegt auf der Hand, hier diskutieren wir unter Umständen eine ressourcenintensivere Variante des Sterbens als die der aktiven Sterbehilfe. Aber – und nur hiervon lassen wir uns leiten – die Menschenwürde ist unteilbar und muss sich der Kategorie der Effizienz entziehen. Wir fordern nicht mehr und nicht weniger, als sich auf ein intellektuelles Abenteuer zu begeben, welches als Ausgangspunkt die Würde des Menschen setzt. Martha C. Nussbaums Liste der zentralen menschlichen Fähigkeiten fußt auf dem aristotelischen Verständnis der Glückseligkeit. Dieses umspannt die äußeren, körperlichen und seelischen Güter des Menschen (vgl. Knoll 2009, S. 65).

Mit diesen Überlegungen macht Martha C. Nussbaum deutlich, dass sie die Würde jedes einzelnen Menschen und dessen Anrecht auf ein menschenwürdiges Leben in das Zentrum ihres Fähigkeitenansatzes rückt. Gemitteltem, relativiertem oder einem wie auch immer gemessenen gesamtgesellschaftlichem Wohlbefinden, wie z.B. der Kenngröße eines Bruttoinlandproduktes oder Durchschnittseinkommens, erteilt sie somit eine klare Absage. Mit anderen Worten »eine Steigerung des Wohlergehens einer Person kann das Elend einer anderen Person nicht ausgleichen« (Nussbaum 2010, S. 118). Mit dieser eindeutigen Position setzt Martha C. Nussbaum eine theoretische Norm, die die Praxis eines z.B. bundesrepublikanischen Gesundheitssystems unmittelbar und nachhaltig berühren würde.

Am Beispiel der Regularien der medizinischen Rehabilitation nach einem Schlaganfall wollen wir das zuvor Besprochene illustrieren. Grundlage der medizinischen Rehabilitation ist das SGB IX (Sozialgesetzbuch). Dort sind insgesamt fünf Phasen der Rehabilitation (A–F) definiert. Die Phasen bauen aufeinander auf. Der Patient erreicht die nächst höhere Stufe nur dann, wenn er einen bestimmten, nämlich gemittelten und relativierten Wert erreicht, der die Grundlage für eine etwaige Pflegebedürftigkeit bzw. die Bewilligung einer weitergehenden Reha-Maßnahme bildet (Barthel-Index). Erreicht ein Patient den geforderten Index in einer vorgegebenen Zeit nicht, finden keine weiteren Rehamaßnahmen statt und der Patient wird der Pflege überantwortet (vgl. Knispel 2015). Hier wird unmittelbar deutlich, dass der Referenzrahmen für die Gewährung weiterer Reha-Maßnahmen eindeutig das Effizienzkriterium (bestimmte Fähigkeiten in einer bestimmten Zeit) darstellt. Dass, medizinisch betrachtet, unter Umständen noch Verbesserungen der psychischen und physischen Fähigkeiten des Patienten möglich wären, ist in diesem auf Effizienz ausgerichteten Referenzrahmen bestenfalls sekundärer Natur. Nicht das medizinisch Mögliche zur Verbesserung von Teilhabemöglichkeiten, der Ermöglichung eines guten Lebens, des unter einem spezifischen Krankheitsbild bestmögliche und menschenwürdige Leben stellt in diesem Beispiel den Referenzrahmen dar, sondern eine gemittelte Norm von Effizienz! Wir vertreten die Auffassung, dass die Liste der zehn Grundfähigkeiten des Menschen nach Martha C. Nussbaum eine geeignete Grundlage darstellen würde, um in ein intellektuelles Abenteuer einzusteigen, das einen, in seiner Zieldefinition auf konsequente Teilhabe der Menschen ausgerichteten, Gesellschaftsdiskurs eröffnen und begleiten könnte.

Diese Liste, so Martha C. Nussbaum selbst, soll der abstrakten Idee John Rawls von Würde ein konkretes Profil und Inhalt geben (vgl. Nussbaum 2010, S. 111). Um die Bezugslinien zu der Themenstellung dieses Heftes herzustellen, soll eine stark verkürzte Darstellung dieser Liste genügen, da sie unserer Auffassung nach, auch in der gekürzten Darstellung, ihre gesamte Aussagekraft zu entfalten in der Lage ist. Sie umfasst demnach folgende Punkte, die wir an dieser Stelle jeweils aus dem Originalwerk sowie der deutschen Übersetzung rezipieren:

1. *Leben* (»Life«): Die Fähigkeit, ein Leben führen zu können, welches von normaler Dauer ist. Dies meint, nicht zu sterben, bevor das Leben nicht mehr lebenswert ist.
2. *Gesundheit* (»Bodily Health«): Die Fähigkeit, sich gesund erhalten zu können. Dies impliziert eine adäquate medizinische Versorgung ebenso wie gesunde Ernährung und sichere Unterkunft.
3. *Körperliche Integrität* (»Bodily Integrity«): Die Fähigkeit einer größtmöglichen Bewegungsfreiheit sowie der Sicherheit vor Gewalt gegen die eigene Person. Dies schließt die freie Wahl über die Formen der Reproduktion sowie der sexuellen Befriedigung mit ein.
4. *Sinne, Vorstellungskraft und Denken* (»Senses, Imagination and Thought«): Die Fähigkeit der Entfaltung individueller Intelligenz und zwar in einer »wahrhaft menschlichen Weise«. Das mit dieser in enger Verbindung stehende Recht, dass diese Fähigkeiten von einer »angemessenen« Erziehung und Bildung kultiviert und gefördert werden. Dies schließt die freie Entfaltung kreativ-kultureller und religiöser Ansichten mit ein. Die Fähigkeit, in dieser Entfaltung positive wie erfüllende Erfahrungen zu machen, schließt die Vermeidung von unnötigem Schmerz, wie z.B. fehlender Anerkennung dieser Fähigkeiten, mit ein.
5. *Gefühle* (»Emotions«): Die Fähigkeit, sich dem anderen zuwenden zu können, um dabei Liebe und anerkennende Wertschätzung zu erfahren und zu vermitteln. Dies impliziert die Fähigkeit, beim »Ausleben« dieser Gefühle frei von Angst sein zu können und schließt ein, dass alle Arten der menschlichen Gemeinschaft, die dieses ermöglichen, zu fördern sind.
6. *Praktische Vernunft* (»Practical Reason«): Die Fähigkeit, im Schutze der Gewissens- und Religionsfreiheit das eigene Leben sowie eine Auffassung des Guten zu entwickeln und zu reflektieren.
7. *Zugehörigkeit* (»Affiliation«): Die zweigeteilte Fähigkeit, über ein intersubjektives Verhalten einerseits, sowie der Selbstachtung andererseits zu verfügen. Das schließt ein, dass die Fähigkeit der Empathie in Beziehung zu sich und anderen zur Entfaltung kommen kann und ethnische, genderspezifische, sexuelle sowie religiöse Eigenschaften vor Diskriminierung geschützt sind. Auch bei diesen Fähigkeiten haben Institutionen dazu beizutragen, dass sich diese entfalten können.
8. *Andere Spezies* (»Other Species«): Die Fähigkeit zur Entwicklung einer anteilnehmenden Beziehung einer natürlichen Umwelt gegenüber.
9. *Spiel* (»Play«): Die Fähigkeit zur Regeneration menschlicher Ressourcen durch z.B.: erholsame Aktivitäten wie des Spielens und Lachens.
10. *Kontrolle der eigenen Umwelt* (»Control over One's Environment«): Die zweigeteilte Fähigkeit der politischen Partizipation einerseits sowie der distributiv-egalitären Teilhabe an Gütern und Arbeit einer Gesellschaft andererseits. Die so formulierte Fähigkeit zur Partizipation an politischen Prozessen einer Gesellschaft impliziert den Schutz vor ungerechtfertigter Durchsuchung und Festnahme ebenso wie die Förderung von Intersubjektivität und Anteilnahme zwischen den Arbeitnehmerinnen wie zum Beispiel der Vereinigungsfreiheit.

Textauszug aus: Martha C. Nussbaum, Die Grenzen der Gerechtigkeit. Behinderung, Nationalität und Spezieszugehörigkeit. S. 112–114. 

Diese Liste der zehn universalen Grundfähigkeiten zur Ermöglichung eines menschenwürdigen Lebens mögen dazu beitragen, dass die Theorien Martha C. Nussbaums und Amartya Sens die Grundlage schaffen, einen Gesellschaftsdiskurs zu führen, der dem Diskurs nach einem selbstbestimmten und menschenwürdigen Leben eine Alternative an die Seite stellt. Die Alternative zum Suizid sagt **Ja** und nicht **Nein** zum Leben.

## Die »Selbstverwirklichung« als eine Form der Aufhebung des Selbst – ich verwirke mein Selbst

Aktuell wird die medizinisch-assistierte Sterbehilfe in den gesellschaftlichen Debatten als autonomes Handeln des Individuums und somit als postmoderner Ausdruck der Selbstverwirklichung diskutiert. Wir haben aufgezeigt, dass dies einer verschleiernden Darstellung gleichkommt. Denn die Reduktion des Menschlichen auf eine normierte und rein an hedonistisch-materiellen Effizienzkriterien orientierte Theorie, nimmt dem Subjekt die Selbstbestimmung, indem sie es auf eine verzwecklichte Ontologie zurückwirft. Setzen wir jedoch die Würde des Menschen in den Mittelpunkt – eine Würde also, die im Menschsein innewohnt und demzufolge nicht geschenkt oder genommen werden kann – dann könnte daraus der Versuch unternommen werden, positive Formen eines utilitaristischen Glücksverständnisses her- und abzuleiten. Dann würde das Individuum nicht sein Selbst im assistierten Freitod verwirken, sondern in der gegenseitigen

Bewältigung des Sterbeprozesses und im wechselseitigen Sich-Annehmen würde ein Beziehungsgeschehen hervorgebracht werden, das andere Formen des Glücksverständnisses entstehen lässt. Formen des Glückes, die sich an Attributen wie z.B. gelingender Beziehung, Fähigkeitenorientierung und wechselseitigem Lernen zur Bewältigung des Lebens orientieren. Dies würde jedoch voraussetzen, dass sich Bildungsprozesse wieder stärker an geisteswissenschaftlichen Diskursen ausrichten, dass der Wert dieser Wissenschaften wieder erkannt und benannt wird, dass diesen Disziplinen wieder höhere Bedeutung beigemessen wird. Dieses Postulat ist nicht an den Haaren herbeigezogen. Ein Zitat aus Martha C. Nussbaums »Nicht für den Profit« illustriert dieses Postulat nachdrücklich: »Die Lerninhalte, die demokratische Gesellschaften den jungen Menschen vermitteln, verändern sich radikal, und diese Veränderungen sind keineswegs wohlüberlegt. Getrieben vom Gewinnstreben der eigenen Volkswirtschaft vernachlässigen Gesellschaften und ihre Bildungssysteme genau die Fähigkeiten, die benötigt werden, um Demokratien lebendig zu halten. Wenn sich dieser Trend fortsetzt, werden die Nationen überall auf der Welt bald Generationen von nützlichen Maschinen produzieren statt allseits entwickelter Bürger, die selbstständig denken, Kritik an Traditionen üben und den Stellenwert der Leiden und Leistungen anderer Menschen begreifen können. Die Zukunft der Demokratie steht weltweit auf der Kippe. Worin bestehen diese radikalen Veränderungen? In fast jedem Land der Welt werden die geisteswissenschaftlichen und musischen Fächer zusammengestrichen, und zwar sowohl im Primar- und Sekundarbereich als auch in Colleges und Universitäten. Von Politikern als nutzloser Schnickschnack betrachtet und zu einer Zeit, in der viele Länder alle überflüssigen Dinge streichen müssen, um auf dem Weltmarkt konkurrenzfähig zu bleiben, verlieren sie schnell ihren Platz in den Curricula aber auch in den Köpfen und Herzen von Eltern und Kindern.« (Nussbaum 2012, S. 2)

Diese Überlegungen können als ein wahrlich inklusiver Ansatz verstanden werden, der die menschliche Würde als unabsprechbare Maxime über alle – wie auch immer determinierten Normsetzungen – setzt. Indem sich die Subjekte gegenseitig bei der Bewältigung des Lebens – und das Sterben ist ein unauflöslicher Bestandteil des Lebens – unterstützen, sie mit dem Gegenüber mitleiden, befähigen sie sich ganz automatisch zur Bewältigung des eigenen Lebens. Diese Befähigung zum Leben, kann dann mit Fug und Recht als autonomer Akt der Lebensbewältigung verstanden werden.

Das Bundesverwaltungsgericht hat am 2. März 2017 entschieden, dass ein Zugang zu einem Betäubungsmittel, das eine schmerzlose Selbsttötung ermöglicht, in extremen Ausnahmesituationen nicht verwehrt werden darf.
Dieses Urteil ging von einem Einzelfall aus, aber: »Das Urteil galt unmittelbar, und alle Verfassungsorgane der Bundesrepublik Deutschland waren wie selbstverständlich an dieses Urteil gebunden!«, so der Verfassungsrechtler Prof. Hubertus Gersdorf in einem Interview der Sendung »Panorama« (ARD, Pressemitteilung 14.10.2020).
Seit dem Karlsruher Urteil vom 26.02.2020 gilt der § 217 aus dem Jahr 2015 nicht mehr. Das Bundesgesundheitsministerium unter der Leitung von Jens Spahn (CDU) hat sich jedoch bisher geweigert, das Urteil umzusetzen. Laut Pressemeldungen hat der Bundesgesundheitsminister das Bundesinstitut für Arzneimittel und Medizinprodukte (BfArM) persönlich dazu angewiesen, die Auslieferung der Medikamente an den Sterbewilligen zu stoppen. Entsprechend wurde von über 100 Anträgen bisher keiner positiv beschieden. Spahn verhalte sich hier »verfassungswidrig«, so Verfassungsrechtler Gersdorf: »Er hat die erforderlichen gesetzlichen Regelungen auf den Weg zu bringen.« Das hat Minister Spahn bisher nicht umgesetzt.
Die Pressemitteilung zu dem Entscheid von 2017 haben wir unter **M 14** mit Arbeitsaufträgen eingefügt.

**Zwei Beiträge zu Martha C. Nussbaum:**

- Ausgezeichnet: Die Philosophin Martha Nussbaum (Euronews, 16.05.2012, 1:10 Min.) https://www.youtube.com/watch?v=jseIdRIuSIg
- Martha Nussbaum – Gerechtigkeit braucht Liebe (Sternstunde Philosophie, 19.07.2015, 57:41 Min.) https://www.youtube.com/watch?v=2231IcAhL3g

# 6 Kompetenzen und Inhalte einer kritischen Unterrichtseinheit – Bildungsplan Baden-Württemberg 2016

Das Thema Sterbehilfe kann im Bildungsplan für **berufliche Schulen (Baden-Württemberg 2003)** in unterschiedlichen Themenfeldern verankert werden.

Im Themenfeld 1 »Ich bin – ich werde« findet sich die Unterrichtseinheit »1.7 Leid erfahren – Krankheit, Sterben, Tod«. Als Ziele dieser Unterrichtseinheit werden unter anderem genannt:

- Die Schülerinnen und Schüler werden ermutigt, sich mit Krankheit, Sterben und Tod auseinanderzusetzen.
- Die Schülerinnen und Schüler erkennen, dass ein Leben in Würde ein Sterben in Würde einschließt.

Unter den Inhalten findet sich in dieser Einheit auch die Anregung zur Beschäftigung mit Möglichkeiten der Hilfe für kranke und sterbende Menschen, darunter auch die Frage nach Sterbehilfe. Darüber hinaus regt die Einheit zur Sensibilisierung für die Situation Sterbender an sowie zur Auseinandersetzung mit der Angst vor einem qualvollen Sterben und der Apparatemedizin (vgl. Bildungsplan für berufliche Schulen, Baden-Württemberg 2003, S. 28).

Im Themenfeld 5 »Wissen und Können« eröffnet die Unterrichtseinheit »5.8 Mensch und Medizin« einen weiteren Anknüpfungspunkt für das Thema Sterbehilfe. Das Themenfeld zielt unter anderem darauf, dass die Schülerinnen und Schüler die Probleme wahrnehmen, die sich aufgrund der modernen Medizin stellen und sich mit ethischen Lösungsmodellen auseinandersetzen. Auch hier ist als möglicher zu behandelnder Inhalt die Sterbehilfe namentlich benannt. Weitere Inhalte, die für das Thema Sterbehilfe relevant sein können und in diesem Themenfeld genannt werden, sind:

- Grundlagen medizinischer Ethik: Eid des Hippokrates, Patient als Subjekt/Objekt
- Würde des Menschen aufgrund Gottesebenbildlichkeit
- Leben als Geschenk
- Mensch nicht Herr*in über Leben und Tod
- Schritte ethischer Entscheidungsfindung
- Was heißt helfen und nicht schaden? (vgl. Bildungsplan für berufliche Schulen 2003, S. 60f)

Die Unterrichtseinheit »5.9 Ethische Entwürfe« will zum Nachdenken über ethische Fragestellungen anhand aktueller Konfliktthemen anregen. Ziel dieses Themenfeldes ist unter anderem, den Schülerinnen und Schülern die grundsätzliche Hinterfragbarkeit ethischer Entscheidungen nahezubringen (vgl. Bildungsplan für berufliche Schulen, 2003, S. 61).

Im Themenfeld 6 »Streben nach Gerechtigkeit« findet sich die Unterrichtseinheit »6.1 Menschenwürde – Menschenrechte«. Ziele der Einheit sind, dass die Schülerinnen und Schüler Menschenwürde als unveräußerliches Geschenk verstehen lernen und Möglichkeiten reflektieren, wie Achtung und Schutz der Menschenwürde aller Menschen zu erreichen ist. In dieser Einheit wird als Inhalt auch das Nachdenken über die Würde sterbender Menschen benannt (vgl. Bildungsplan für berufliche Schulen 2003, S. 64).

Eine weitere Unterrichtseinheit, an die das Thema Sterbehilfe angeschlossen werden kann, findet sich im Themenfeld 7 »Fragen und Suchen«. In der Unterrichtseinheit »7.7 Wonach richte ich mich – Werte und Normen« wird als Ziel formuliert, die Schülerinnen und Schüler zu eigenem ethischen Nachdenken anzuregen. Die Anknüpfung an Entscheidungs- und Konfliktsituationen wird nahegelegt (vgl. Bildungsplan für berufliche Schulen 2003, S. 75).

In der Oberstufe des **allgemeinbildenden Gymnasiums** (Baden-Württemberg) wäre die Einheit vor allem der Dimension Anthropologie/Mensch zuzuordnen.

Einführung in den neuen Bildungsplan 2016 (Baden-Württemberg): http://www.bildungsplaene-bw.de/,Lde/BP2016BW_ALLG_EINFUEHRUNG

| Dimension | Kompetenzvorgabe Dimension | Kompetenzen | Niveaukonkretisierung |
|---|---|---|---|
| **Mensch/ Anthropologie** | S*S können erläutern, wie die Begrenztheit menschlichen Lebens zur Deutung von Angst, Leid und Tod herausfordert. | Religiös:<br>S*S erwerben einen achtsamen Umgang mit dem Leben und Sterben; das Leben wird als Geschenk geheiligt.<br>S*S erwerben die Kompetenz, sich kritisch mit aktuellen, gesellschaftspolitischen Diskursen auseinanderzusetzen.<br>S*S werden zur Teilhabe am Leben befähigt und können mit der Furcht vor Leid und dem Tod angemessen umgehen. Die S*S erlangen dadurch die Fähigkeit, sich mit lebensbejahenden Einstellungen zu beschäftigen. | Kategorie 1:<br>Wahrnehmen, Wissen und Verstehen:<br>Christliches Menschenbild kennen und auf die Fragen der Sterbehilfe anwenden.<br><br>Kategorie 2:<br>Sprechen und Auskunft geben:<br>Sterben, Tod und Trost als elementaren menschlichen Kommunikationsvorgang und Beziehungsaufgabe trainieren lernen. Intersubjektive Beziehungen werden als elementare Basis verstanden, in welcher die Konzentration auf Fähigkeiten von essenzieller Bedeutung ist. |
| | S*S können an Beispielen erklären, dass menschliches Leben verantwortliche Gestaltung braucht und auf Werte, Normen und auf Vergebung angewiesen ist. | Religiös:<br>Die S*S verstehen Schöpfung als Beziehungskategorie und lernen Liebe, Freiheit, Vergebung und Würde als Beziehung gestaltende Mittel kennen.<br><br>Ethik:<br>Die S*S wissen um die Unverfügbarkeit menschlichen Lebens und um die Möglichkeit des Schuldigwerdens. Sie lernen, dass im Glauben Gott Vergebung und Trost zuspricht. | |
| **Welt und Verantwortung** | S*S kennen aus dem christlichen Menschenbild sich ergebende Herausforderungen für die eigene Lebensführung und die Mitgestaltung der Gesellschaft. | Ethik:<br>Die S*S lernen den Zusammenhang zwischen Normen, moralischen Urteilen und Verantwortungsübernahme kennen.<br>Die S*S werden befähigt, individualethische, personalethische und sozialethische Vorgänge zu reflektieren und erkennen die eigenen individuellen Normen von Zeit zu Zeit zu überprüfen. | Kategorie 1:<br>Wahrnehmen, Wissen und Verstehen:<br>Kennenlernen gegenwärtiger ethischer Diskurse und das Anwenden auf konkrete Fallentscheidungen.<br><br>Kategorie 2:<br>Sprechen und Auskunft geben:<br>Die eigene religiös-ethische Überzeugung formulieren und verteidigen können.<br><br>Kategorie 3:<br>Erarbeiten und Gestalten:<br>Ethische Grundlagentexte interpretieren und in Kurzzusammenfassungen erläutern.<br><br>Kategorie 4:<br>Planen und Zusammenarbeiten:<br>Mit verschiedenen Arbeitsweisen die Kommunikations- und Teamfähigkeit schulen. |
| | S*S können weitere gegenwärtige ethische Ansätze darstellen und mögliche Auswirkungen für die Bearbeitung aktueller ethischer Probleme daraus ableiten. | Religiös:<br>Die S*S werden in die Lage versetzt, die biblisch-christlich begründete Ethik mit anderen ethischen Entwürfen zu diskutieren.<br><br>Ethik:<br>Die S*S lernen unterschiedliche ethische Ansätze kennen. | |

| | | | |
|---|---|---|---|
| **Gott** | S*S können darstellen, dass christliche Hoffnungsbilder angesichts des Todes im Glauben an Gott gründen. | Religiös:<br>Die S*S erwerben die Grundlagen, das Leben vor den christlichen Glaubensaussagen zu deuten und in Sprache zu fassen. | Kategorie 1:<br>Wahrnehmen, Wissen und Verstehen:<br>Kennenlernen christlicher Glaubenslehre.<br><br>Kategorie 2:<br>Sprechen und Auskunft geben:<br>Religiöse Aussagen verstehen und mit eigenen sprachlichen Mitteln wiedergeben. |
| | S*S können begründen, dass der Glaube an Gott Freiheit gegenüber totalitären menschlichen Ansprüchen ermöglicht. | Ethisch:<br>Die S*S lernen den christlichen Glauben als wesentliche Kritik an Vernutzungs- und Verzwecklichungstendenzen menschlichen Daseins kennen. | |
| **Bibel** | S*S können biblische Texte und Kontexte und das biblische Menschenbild zu aktuellen Fragestellungen und Herausforderungen der Sterbehilfe in Beziehung setzen. | Religiös:<br>Die S*S lernen die paulinischen Glaubensüberzeugungen wie z.B. Rechtfertigung, Heiligung und Erlösung in reformatorischer Perspektive kennen. | Kategorie 1:<br>Wahrnehmen, Wissen und Verstehen:<br>Kennen Texte aus verschiedenen theologischen und philosophischen Traditionen und können sie sachgemäß interpretieren.<br><br>Kategorie 2:<br>Sprechen und Auskunft geben:<br>Wichtige Grundsatzaussagen in eigener Sprache wiedergeben.<br><br>Kategorie 3:<br>Erarbeiten und Gestalten:<br>Kreativer Umgang mit traditionellen Texten aus Philosophie und Theologie.<br><br>Kategorie 4:<br>Planen und Zusammenarbeiten:<br>Einen Beitrag für eine Podiumsdiskussion verfassen. |

Zu den **anderen Schularten** verweisen wir auf das grundlegende Unterrichtswerk von Wilhelm Schwendemann und Matthias Stahlmann, Ethik für das Leben: Sterben – Sterbehilfe – Umgang mit dem Tod, Calwer Verlag Stuttgart.

# 7 Kommentierter Unterricht zum Thema: Medizinisch-assistierter Suizid

»Das Thema Sterbehilfe ist Gegenstand der öffentlichen, politischen und zunehmend auch privaten Diskussion.« (Platow 2010, S. 37)

Zwar ist das Thema Sterben den Schülerinnen und Schülern (S*S) angesichts ihres jungen Alters in der Regel noch fern und ein Nachdenken darüber wird – so steht zumindest zu vermuten – eher in die Zukunft verschoben, dennoch ist es ein Thema, das jeden Menschen in unterschiedlichen Bezügen gleichermaßen betrifft.

Auch wenn das eigene Sterben noch nicht im Fokus des Nachdenkens der S*S liegen mag, so sind sie doch in einem Alter, in dem sie möglicherweise bereits das Sterben von Angehörigen, beispielsweise den Großeltern, bewusst erlebt haben. Nicht selten können sie auch Erfahrungen mit dem Sterben Gleichaltriger vorweisen. Möglicherweise sind sie in diesem Zusammenhang auch schon mit der Auseinandersetzung mit der Frage nach passiver Sterbehilfe im Sinne von Einstellung der Gerätemedizin oder mit dem Thema indirekter Sterbehilfe in Berührung gekommen, ohne sich freilich der Begrifflichkeiten bewusst zu sein. Vielleicht haben sie in der Familie oder im Freundeskreis bereits Diskussionen aufgrund aktueller Sterbefälle erlebt, in denen das Für und Wider der diesen Formen zugeordneten medizinischen Maßnahmen erörtert wurde.

In jedem Fall ist das Thema Sterben ein existenzielles Thema, das die S*S interessiert und berührt, immer auch im Hinblick auf den eigenen Tod hin.

Es ist anzunehmen, dass die S*S bei der Begegnung mit Sterben und Tod noch nicht in eine Situation gekommen sind, in der sie selbst eine Entscheidung für einen Sterbenden treffen mussten. Da eine solche Situation aber in der Zukunft eintreten kann, ist die Auseinandersetzung mit den Formen der Sterbehilfe ein zentrales Thema, um im entsprechenden Fall eine fundierte und begründete Entscheidung treffen zu können. Die frühzeitige Auseinandersetzung mit den dahinterstehenden ethischen Fragen und die Anregung einer eigenständigen Positionierung kann den S*S im eintreffenden Fall helfen, die Situation zu klären und eine Entscheidung zu treffen, die sie ethisch vor sich und vor anderen vertreten können. Die Behandlung des Themas und die Sensibilisierung für die Möglichkeiten und Grenzen der modernen Medizin kann auch eine Anregung sein, mit nahen Angehörigen – zu denken ist dabei beispielsweise an die eigenen Eltern – über deren Vorstellungen von menschenwürdigem Sterben in Austausch zu treten, um im eintretenden Entscheidungsfall dem Willen der Eltern nachkommen zu können, wenn sie selbst diesen nicht mehr äußern können. Das kann in einer solchen Belastungssituation eine große Erleichterung darstellen.

Die Auseinandersetzung mit dem Thema Sterbehilfe dient den S*S aber auch dazu, ihre Vorstellungen von menschenwürdigem Sterben in Bezug auf die eigene Person zu klären. Sie kann die S*S dazu anregen, frühzeitig vorzusorgen und – so sie Entsprechendes wünschen – verbindliche Verfügungen für den sie selbst betreffenden Fall festzuhalten. Hiermit können die S*S aktiv der eventuell vorhandenen Angst vor medizinischer Über- oder Unterversorgung im Sterbefall begegnen.

Beispielhaft steht das Thema für die Auseinandersetzung mit ethischen Fragestellungen. Die S*S erfahren anhand der Diskussion der unterschiedlichen Formen der Sterbehilfe die grundsätzliche Hinterfragbarkeit ethischer Entscheidungen. Sie erkennen, dass zu einer solchen Entscheidung das sorgfältige Abwägen verschiedener Argumente und Einflussfaktoren im konkreten Fall zwingend notwendig ist und dass es in Bezug auf die Antwort vielfach keine Eindeutigkeit gibt. Sie machen die Erfahrung, dass auch gesetzliche Regelungen nicht allen Argumenten gerecht werden können und so Kompromissregelungen sind, die einen Rahmen abstecken, innerhalb dessen dem Einzelnen die Entscheidung jedoch nicht abgenommen werden kann. Auf diese Weise wird den S*S die Notwendigkeit des Nachdenkens über ethische Fragestellungen anhand eines Themas bewusst, das sie mit hoher Wahrscheinlichkeit früher oder später in der einen oder anderen Weise selbst betreffen wird.

Grundlegend geht es in den vorliegenden Stunden darum, den S*S den assistierten Suizid als vierte Form der Sterbehilfe begrifflich nahe zu bringen. Die S*S sollen ihn in Abgrenzung zu den drei bereits eingeführten Formen definieren können. Dazu gehört auch, dass die S*S Hintergrundinformationen zur Praxis des assistierten Suizids in den europäischen Nachbarländern erhalten.

Wie in den vorangegangenen Stunden, soll auch hier im Unterrichtsgespräch eine Auseinandersetzung mit dieser Form der Sterbehilfe als ethisches Problem angeregt werden. Die S*S sollen anhand des gewählten Fallbeispiels ins Gespräch gebracht werden über ethische Grundfragen, die sich im Zusammenhang mit assistiertem Suizid stellen. Beispielhaft seien hier genannt:

- Darf man jemand anderen verpflichten, einer sterbewilligen Person tödliche Medikamente zu reichen?
- Wie weit geht die Freiheit des Menschen über das Rechtsgut Leben zu entscheiden?
- Inwieweit spielt der körperliche Zustand bzw. die unmittelbare Todesnähe eine Rolle?
- Hat der Mensch ein Recht auf menschenwürdiges Sterben und wie weit darf gegangen werden, um dieses Recht durchzusetzen?
- Darf man einen Suizid zulassen oder muss man nicht alles dafür tun, um ihn zu verhindern?

Auf der Grundlage solcher Überlegungen soll für die S*S eine Basis geschaffen werden, auf der sie eine persönliche und begründete ethische Entscheidung treffen können.

## Reflexion der Leitmedien, Methoden und der Sozialformen

Die Vorgehensweise, ausgehend von einem Fallbeispiel die dargestellte Form der Sterbehilfe zu diskutieren, im Austausch mit den Mitschülern eine eigene ethische Haltung zu entwickeln und argumentativ zu untermauern und schließlich die im Fallbeispiel vor Augen geführte Form der Sterbehilfe zu definieren und zu benennen, ist den S*S aus den vorangegangenen Stunden bekannt.

Analog dazu ist der Aufbau der vorliegenden Stunde konzipiert.

Die Fallbeispiele zu den drei bisher behandelten Formen der Sterbehilfe wurden den S*S in schriftlicher Form vorgelegt. Die S*S haben diese mit großem Interesse bearbeitet und sich gut in die Situation der darin handelnden Personen und auch der betroffenen Patienten hineinversetzt. Für die vorliegende Stunde wird das Fallbeispiel jedoch in einem Film vorgestellt, in dem eine Realsituation eines assistierten Suizids gezeigt wird. Zum einen soll die neue Form der Präsentation erneut das Interesse der S*S wecken, das eventuell bei wiederholter Behandlung eines Fallbeispiels in schriftlicher Form erlahmen könnte. Außerdem bringt der Wechsel von den bisher behandelten konstruierten Situationen zu einer Realsituation in bewegten Bildern eine neue Betroffenheitsebene in die Diskussion. Die S*S müssen sich verabschieden von der theoretischen Reflexion und Beurteilung eines Falles, der so nie stattgefunden hat und auf diese Weise eine große Distanz erlaubt. Stattdessen wird hier ein reales Geschehen reflektiert, das die S*S in unmittelbare Nähe zur aktuellen Relevanz des Themas führt. Der Film erscheint so als probate Methode, die S*S noch einmal in die Thematik hineinzunehmen und diese hautnah erlebbar zu machen.

Im Anschluss daran sollen die S*S zunächst in Einzelarbeit für sich das Gesehene reflektieren. Dabei sollen sie bewusst das Augenmerk auf die Gefühle legen, die das Geschehen im Film bei ihnen auslöst. Außerdem sollen sie ihre Fragen an den Film formulieren.

In einer Lerngruppe ist es grundsätzlich von Bedeutung, die S*S als Subjekte ihrer eigenen Lernprozesse wahrzunehmen, was bedeutet, auch einzelne S*S zum Mitdenken und Mitarbeiten in Unterrichtsgesprächen anzuhalten. Die Einzelarbeit, in der die S*S ihre eigenen Gedanken zu Papier bringen müssen, zwingt zum einen die S*S, sich Zeit für die Reflexion des Gesehenen zu nehmen. Außerdem ermöglicht es allen S*S, in Ruhe ihre Gedanken und Fragen zu reflektieren und zu ordnen, bevor sie sich ins Unterrichtsgespräch einbringen.

Das Sammeln der Gedanken und Fragen der S*S soll auch dazu dienen, den Fluss des folgenden Gespräches zu erleichtern. Die Erfahrung hat gezeigt, dass die S*S zwar schnell in Gespräche einsteigen, wenn aber ein Aspekt oder Argument hinreichend besprochen ist, neigen sie dazu, in Schweigen zu verfallen. Dann muss die Lehrkraft ihnen weitere mögliche Aspekte des Themas mühsam entlocken. Haben die S*S ihre Gedanken zuvor schriftlich fixiert, so kann die Lehrperson demgegenüber auf ihre Aufschriebe verweisen und nachfragen, was sich die S*S noch notiert haben und worüber demzufolge noch gesprochen werden kann und muss.

Das schriftliche Fixieren der Fragen dient darüber hinaus dazu, dass im Unterrichtsgespräch wichtige Fragen zum Verständnis und zur Einordnung des Gesehenen nicht vergessen werden und die S*S den Unterricht nicht mit dem unbefriedigenden Gefühl verlassen, Wesentliches nicht verstanden zu haben.

Im anschließenden Unterrichtsgespräch sollen die S*S die Möglichkeit haben, ihre Eindrücke zu äußern und offen gebliebene Fragen zu stellen. Eine andere Möglichkeit wäre gewesen, die S*S in einem Schreibgespräch ihre Empfindungen und ihre Bewertung des Gesehenen auszutauschen. Da aber davon auszugehen ist, dass die S*S zum einen nach der eindrücklichen Darstellung des assistierten Suizids einen großen Redebedarf haben und zum anderen viele Verständnisfragen zu erwarten sind, erscheint ein Unterrichtsgespräch, in dem die Lehrperson flexibel auf die Äußerungen der S*S reagieren kann, angemessener.

Die Sozialform des Stuhlkreises ist beim Gespräch über ein solches, unter Umständen auch sehr berührendes Thema grundsätzlich angezeigt, da die S*S sich auf diese Weise gegenseitig besser sehen und aufeinander reagieren können.

Zudem können die Überlegungen und Gedanken der S*S in der Mitte des Stuhlkreises anhand von Papierstreifen in unterschiedlichen Farben visualisiert werden. Anhand der auf dem Boden gesammelten Eindrücke und Fragen können die S*S schließlich zu einer Beurteilung der Sterbehilfe im vorliegenden Fall und im Allgemeinen kommen.

Auch der folgende Schritt, bei dem es um die Frage geht, ob der gesehene Fall einer der bisher behandelten Formen der Sterbehilfe zugeordnet werden kann, bedarf der Moderation der Lehrperson. Der Stuhlkreis wird dazu allerdings aufgelöst, was implizit das Signal gibt, dass nun von der persönlichen Betroffenheitsebene wieder in eine kognitive Metaebene gewechselt wird. Möglicherweise müssen in diesem Unterrichtsschritt die einzelnen Formen mit ihren Definitionen noch einmal geklärt werden. Hier findet somit auch eine Wiederholung und Festigung des bereits Gelernten statt.

Demgegenüber erscheint es angezeigt, die Definition des assistierten Suizids anhand der Merkmale, die aus dem Film herausgearbeitet wurden, von den S*S zunächst in Zweier- oder Dreiergruppen und dann im Plenum selbst vornehmen zu lassen. Auf diese Weise wird sie zu einer selbstständig reflektierten Definition, die leichter erinnert wird, als wenn sie von der Lehrperson vorgegeben wird.

Die Definition wird in das Arbeitsblatt **M 5** eingetragen, das die S*S aus der vorangegangenen Stunde bereits kennen und in das sie die Definitionen von aktiver, passiver und indirekter Sterbehilfe schon eingetragen haben.

## Niveaukonkretisierung: Medizinisch-assistierter Suizid

| Kategorie | Themenfelder | Niveau G | Niveau M | Niveau E |
|---|---|---|---|---|
| **I. Wahrnehmen, Wissen, Verstehen** | **Themenfeld 1: Ich bin – ich werde**<br><br>LPE 1.7 Leid erfahren – Krankheit, Sterben, Tod<br><br>Die S*S werden ermutigt, sich mit Krankheit, Sterben und Tod auseinanderzusetzen.<br><br>Die S*S erkennen, dass ein Leben in Würde ein Sterben in Würde mit einschließt.<br><br>Die S*S kennen Möglichkeiten der Hilfe für Kranke und Sterbende. | Die S*S wissen, was sich hinter dem Begriff des assistierten Suizids verbirgt und können die wesentlichen Merkmale beschreiben.<br><br>Unterrichtliche Impulse:<br>*»Beschreibt, wie die Sterbehilfe im Film durchgeführt wurde.«*<br>*»Findet gemeinsam mit eurem Sitznachbarn eine Definition der Form der Sterbehilfe, die ihr im Film gesehen habt!«*<br>(Hilfsmittel: Tafelanschrieb mit herausgearbeiteten Merkmalen des assistierten Suizids) | Die S*S können den assistierten Suizid von den anderen, bereits erarbeiteten Formen der Sterbehilfe definitorisch unterscheiden.<br><br>Unterrichtliche Impulse:<br>*»Versucht, den Fall Erica einer der in der letzten Stunde erarbeiteten Formen der Sterbehilfe zuzuordnen!«* | Die S*S können den assistierten Suizid in Unterscheidung zu den anderen Formen der Sterbehilfe qualitativ unterscheiden.<br><br>Unterrichtliche Impulse:<br>*Unterrichtsgespräch* |
| | **Themenfeld 5: Wissen und Können**<br><br>LPE 5.8 Mensch und Medizin<br><br>Die S*S nehmen Probleme wahr, die sich aufgrund der modernen Medizin stellen und lernen verschiedene ethische Lösungsmodelle kennen. | Die S*S können anhand eines konkreten Beispiels des assistierten Suizids die Praxis dieser Form der Sterbehilfe erfassen. | | |

| | | | | |
|---|---|---|---|---|
| | <u>LPE 5.9 Ethische Entwürfe</u><br><br>Die S*S erkennen anhand eines aktuellen Konfliktthemas die Hinterfragbarkeit ethischer Entscheidungen.<br><br>Die S*S werden bei der Entwicklung zu selbstverantworteten ethischen Entscheidungen unterstützt.<br><br>**Themenfeld 7: Fragen und Suchen**<br><br><u>LPE 7.7 Wonach richte ich mich? – Werte und Normen</u><br><br>Die S*S werden zu eigenem ethischen Nachdenken angeregt. | <u>Unterrichtliche Impulse:</u><br>Anschauen des Filmes, Reflexion des Gesehenen: *»Beschreibt, was im Film geschehen ist! Erzählt, welche Gefühle es bei euch ausgelöst hat und welche Fragen ihr in Bezug auf das Gesehene noch habt!«*<br><br>Die S*S können sich eine reflektierte Meinung zur Praxis des assistierten Suizids im vorliegenden Fallbeispiel bilden.<br><br><u>Unterrichtliche Impulse:</u><br>*»Was würdet ihr sagen: Ist es im Fall Erica richtig, dass Sterbehilfe in dieser Form geleistet wird?«*<br><br>Die S*S können die unterschiedlichen Formen der Sterbehilfe wiederholen und in Grundzügen beschreiben.<br><br><u>Unterrichtliche Impulse:</u><br>*»Versucht, den Fall Erica einer der drei Formen der Sterbehilfe zuzuordnen! Erklärt und begründet, zu welcher der Formen er passen könnte und zu welcher nicht!«* | Die S*S können ausgehend vom konkreten Fallbeispiel reflektieren, unter welchen Voraussetzungen assistierter Suizid ihrer persönlichen Meinung nach in Frage kommt.<br><br><u>Unterrichtliche Impulse:</u><br>*»Könnte es Fälle geben, in denen eine solche Form der Sterbehilfe auf keinen Fall angewendet werden darf? Welche Kriterien müssen erfüllt sein, dass diese Form der Sterbehilfe praktiziert werden darf?«* | |
| **II. Sprechen und Auskunft geben** | | Die S*S können ihre eigenen Wahrnehmungen und Gefühle in Bezug auf den gesehenen Film beschreiben.<br><br><u>Unterrichtliche Impulse:</u><br>Arbeitsblatt ›Fallbeispiel Erica‹<br>Unterrichtsgespräch: *»Beschreibt, welche Gefühle der Film in euch ausgelöst hat! Erzählt mir von euren Beobachtungen! Gibt es etwas, das euch besonders aufgefallen ist/ euch berührt/ euch irritiert?«* | Die S*S können ihre Wahrnehmungen und Gefühle anhand von Rückfragen der Mitschüler weiter ausdifferenzieren.<br><br><u>Unterrichtliche Impulse:</u><br>Unterrichtsgespräch | Die S*S können die Äußerungen und Wahrnehmungen der Mitschüler aufnehmen und in Dialog mit ihren eigenen bringen.<br><br><u>Unterrichtliche Impulse:</u><br>Unterrichtsgespräch |

| | | | | |
|---|---|---|---|---|
| | | Die S*S können eine persönliche Meinung zur Praxis des assistierten Suizids formulieren.<br><br><u>Unterrichtliche Impulse:</u><br>*»Was würdet ihr sagen: Ist es im Fall Erica richtig, dass Sterbehilfe in dieser Form geleistet wird?«* | | |
| **III. Erarbeiten und Gestalten** | | Die S*S können die Merkmale des assistierten Suizids aus dem Fallbeispiel herausarbeiten.<br><br><u>Unterrichtliche Impulse:</u><br>*»Beschreibt, wie genau die Sterbehilfe bei Erica durchgeführt wurde. Wer war beteiligt? Wer hat was gemacht?«* | Die S*S können aus den Merkmalen des assistierten Suizids eigenständig eine Definition dieser Form der Sterbehilfe formulieren.<br><br><u>Unterrichtliche Impulse:</u><br>*»Formuliert gemeinsam mit eurem Sitznachbarn eine Definition, die alle an der Tafel festgehaltenen Merkmale enthält.«* | |
| **IV. Planen und zusammenarbeiten** | | Die S*S können aus den eigenen Definitionen und den Definitionsvorschlägen der Mitschüler die treffendste Definition assistierten Suizids auswählen.<br><br><u>Unterrichtliche Impulse:</u><br>*»Hört euch die Definitionsvorschläge aller Gruppen an und einigt euch darauf, welchen Vorschlag ihr am treffendsten findet.«* | Die S*S können sich über die Qualität des Definitionsvorschlages austauschen und Verbesserungsvorschläge machen.<br><br><u>Unterrichtliche Impulse:</u><br>*»Überprüft, ob die Definition wirklich alle Merkmale enthält. Wenn nicht, überlegt gemeinsam, wie ihr sie ergänzen und verbessern könnt.«* | Die S*S können die unterschiedlichen Definitions- und Verbesserungsvorschläge zu einer abschließenden Definition vereinen.<br><br><u>Unterrichtliche Impulse:</u><br>»Wenn ihr ganz zufrieden *seid mit eurer Definition, dann schreibt diese an die Tafel.«* |

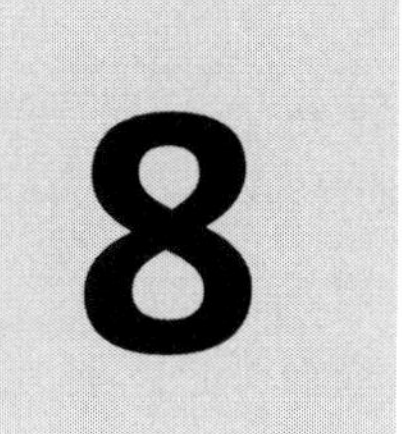

# Stundenverläufe der gesamten Unterrichtseinheit

## 1. Unterrichtseinheit: Hinführung zum Thema Sterbehilfe

**Material:** Papierstreifen rot und grün, Stifte, Arbeitsblatt **M 1**: Das könnte ich mir vorstellen, Projektor

**Stundenziel:** Die S*S haben eine persönliche Vorstellung von gutem/menschenwürdigem Sterben entwickelt und können auf der Basis dieser Vorstellung eine Position zu verschiedenen Szenarien der Sterbehilfe beziehen.

| Lernphase | Kompetenzen | Lernziele | L-S-Interaktion | Methode, Materialien |
|---|---|---|---|---|
| **Einstieg & Erarbeitung** | Personale Kompetenz:<br>Die S*S entwickeln eine Vorstellung, wie sie sich ihr eigenes Sterben wünschen würden.<br><br>Die S*S arbeiten die entscheidenden Aspekte ihrer persönlichen Vorstellung heraus und können diese schriftlich festhalten. | Die S*S formulieren für sich ihre eigene Vorstellung von gutem/menschenwürdigem Sterben. | Die L kündigt an, dass nun ein neues Thema zur Sprache kommen soll.<br>Sie teilt den S*S Papierstreifen in zwei Farben aus. Die S*S erhalten folgende Aufgabe:<br>*»Angenommen, ihr dürftet euch heute aussuchen, wie, wann, wo und unter welchen Umständen ihr einmal sterben werdet. Wie würde diese Vorstellung aussehen? Oder anders gefragt: Wie würdet ihr auf keinen Fall sterben wollen? Schreibt eure Vorstellung in Stichworten auf die Papierstreifen. Auf die roten Streifen schreibt ihr Stichworte, wie ihr euch euren Tod NICHT vorstellen wollt. Auf die grünen Streifen schreibt ihr, wie ihr euch euer Sterben gerne vorstellen würdet.«*<br><br>Die S*S sammeln in Einzelarbeit Stichworte zu ihren persönlichen Vorstellungen auf den Papierstreifen. | Papierstreifen rot/grün, Stifte<br><br>Vortrag<br><br>Einzelarbeit |
| Ergebnissicherung | Personale Kompetenz:<br>Die S*S können ihre Vorstellung von gutem/menschenwürdigem Sterben auf ihre Gründe hin hinterfragen.<br><br>Die S*S können Ideen dazu entwickeln, wie gutes/menschenwürdiges Sterben ermöglicht werden kann.<br><br>Kommunikative Kompetenz:<br>Die S*S können sich darüber austauschen, wie sie sich ihren eigenen Tod vorstellen würden. | Die S*S erkennen, dass jeder Mensch bestimmte Vorstellungen von einem guten/menschenwürdigen Tod hat. | Die L versammelt die S*S vor der Tafel in einem Stehkreis. Sie bittet die S*S, die beschrifteten Papierstreifen mitzubringen.<br>Die S*S können nun mit Hilfe ihrer Papierstreifen ihre persönlichen Vorstellungen der Klasse präsentieren. Die Papierstreifen werden dabei nach und nach in die Mitte des Stehkreises gelegt.<br>Im Gespräch eventuell hinzukommende, nicht von den S*S festgehaltene Aspekte werden von der L ergänzt. | Beschriftete Papierstreifen<br>Leere Papierstreifen<br>Stift<br><br>L-S-Gespräch |

| | | | | |
|---|---|---|---|---|
| | Die S*S können ihre Vorstellung von einem wünschenswerten Sterben begründen.<br>Die S*S können sich durch Rückfragen an Mitschüler über deren Sichtweisen zu dem Thema verständigen.<br><br><u>Soziale Kompetenz:</u><br>Die S*S können die Sichtweisen ihrer Mitschüler stehen lassen, ohne sie zu bewerten.<br><br><u>Ethische Kompetenz:</u><br>Die S*S können eine eigene Vorstellung von menschenwürdigem Sterben entwickeln. | Die S*S wissen, dass diese Vorstellungen unterschiedlich sein können.<br><br>Die S*S sind sich ihrer eigenen Kriterien für ein wünschenswertes Sterben bewusst. | Die L leitet schließlich zum nächsten Unterrichtsschritt über:<br>*»Wir wissen alle, dass wir uns nicht aussuchen können, wie wir einmal sterben werden.*<br>*Daher ist die Frage: Wenn das Sterben so aussieht, wie es sich auf den roten Papierstreifen darstellt, welche Möglichkeiten könnte es geben, dem Sterbenden so weit wie möglich in den ‚grünen Bereich' zu verhelfen? Fallen euch Möglichkeiten dazu ein?«*<br><br>Die S*S äußern ihre Gedanken zu dieser Frage. | |
| Transfer | <u>Personale Kompetenz:</u><br>Die S*S erkennen das Thema Sterbehilfe als eines, das auch sie persönlich angeht.<br><br>Die S*S versuchen, sich in die Situation eines Sterbenden hineinzuversetzen und bilden sich aus dieser Perspektive eine Meinung zu den dargestellten Szenarien.<br><br><u>Kommunikative Kompetenz:</u><br>Die S*S können Anfragen an die geschilderten möglichen Szenarien formulieren.<br><br>Die S*S können ihre Entscheidung für oder gegen die dargestellten Szenarien begründen.<br><br><u>Soziale Kompetenz:</u><br>Die S*S können die Sichtweisen ihrer Mitschüler stehen lassen, ohne sie zu bewerten.<br><br><u>Ethische Kompetenz:</u><br>Die S*S können sich über verschiedene Formen von Sterbehilfe aus der eingenommenen Perspektive eines Betroffenen ein persönliches Urteil bilden.<br><br>Die S*S erkennen, dass die Frage nach unterschiedlichen Formen von Sterbehilfe nicht pauschal beantwortet werden kann. | Die S*S wissen, dass das Thema Sterbehilfe auch sie persönlich betreffen kann.<br><br>Die S*S haben sich eine Meinung darüber gebildet, welche Formen von Sterbehilfe für sie persönlich in Frage kommen könnten. | Die S*S kehren an ihre Plätze zurück. Die L projiziert ein Arbeitsblatt an die Wand, auf dem verschiedene Formen der Sterbehilfe kurz dargestellt sind. Sie sind so formuliert, dass die S*S dazu aufgerufen sind, zu überlegen, ob eine solche Form der Sterbehilfe für sie selbst unter Umständen denkbar wäre.<br>Die L geht die einzelnen dargestellten Szenarien der Reihe nach durch. Dabei können Verständnisfragen geklärt werden.<br>Bei jedem Szenario können die S*S entscheiden, ob eine derartige Form von Sterbehilfe für sie persönlich vorstellbar wäre oder nicht.<br>Die L hält die Ergebnisse fest, indem sie die Anzahl der S*S, die jeweils mit ›Ja‹, ›Nein‹ oder ›Weiß nicht‹ antworten, in die entsprechenden Kästchen neben den Szenarien einträgt.<br>Die L fasst abschließend zusammen, dass es nicht immer einfach ist, pauschal eine Antwort darauf zu geben, welche Formen der Sterbehilfe für den einzelnen in Frage kommen könnten, da diese Entscheidung von vielen Faktoren abhängig ist.<br><br>Das Arbeitsblatt **M 1** soll als Einstieg in die darauffolgende Stunde dienen. | L-S-Gspräch<br><br><br>AB **M 1**: Das könnte ich mir vorstellen, Projektor |

## 2. Unterrichtseinheit: Annäherung an Argumentationen für und gegen Sterbehilfe

**Material:** beschriftete Papierstreifen aus der vorangegangenen Stunde, Papierstreifen in rot und grün, Stift, Arbeitsblatt **M 2**: Fallbeispiel »Sven«

**Stundenziel:** Die S*S entwickeln Argumente für und gegen Sterbehilfe in einem konkreten Fall. Die S*S wissen, dass die Entscheidung für oder gegen Sterbehilfe im Einzelfall von vielen Faktoren abhängig ist und nicht pauschal getroffen werden kann.

| Lernphase | Kompetenzen | Lernziele | L-S-Interaktion | Methode, Materialien |
|---|---|---|---|---|
| Einstieg und Anknüpfen an die vorangegangene Stunde | <u>Personale Kompetenz:</u><br>Die S*S entwickeln eine Vorstellung, wie sie sich ihr eigenes Sterben vorstellen würden.<br><br>Die S*S machen sich die wichtigsten Kriterien bewusst, die für sie persönlich ein gutes und menschenwürdiges Sterben ausmachen.<br><br>Die S*S können ihre persönlichen Vorstellungen von gutem und menschenwürdigem Sterben auf ihre Gründe hin hinterfragen.<br><br>Die S*S können Ideen entwickeln, wie gutes und menschenwürdiges Sterben ermöglicht werden kann.<br><br><u>Kommunikative Kompetenz:</u><br>Die S*S können die Ergebnisse der vergangenen Stunde ihren Mitschülern mitteilen.<br><br>Die S*S können ihre Vorstellung von gutem/menschenwürdigem Sterben kommunizieren und begründen.<br><br>Die S*S können sich durch Rückfragen an Mitschüler über deren Sichtweisen verständigen.<br><br><u>Soziale Kompetenz:</u><br>Die S*S können die Sichtweisen ihrer Mitschüler akzeptieren und ohne Bewertung stehen lassen.<br><br><u>Ethische Kompetenz:</u><br>Die S*S können eine eigene Vorstellung von menschenwürdigem Sterben entwickeln. | Die S*S wissen, dass jeder Mensch bestimmte Vorstellungen von einem guten/ menschenwürdigen Sterben hat.<br><br>Die S*S wissen, dass diese Vorstellungen sich unterscheiden können.<br><br>Die S*S sind sich ihrer eigenen Kriterien für ein wünschenswertes Sterben bewusst. | Die L fordert die S*S auf, sich an der Tafel in einem Stehkreis zu versammeln.<br>In die Mitte des Kreises legt sie die von den S*S in der vergangenen Stunde ausgefüllten Papierstreifen zu der Frage: »Wenn du dir aussuchen könntest, wie du einmal sterben willst, wie würdest du es dir vorstellen wollen (grüne Papierstreifen)/ wie würdest du auf keinen Fall sterben wollen (rote Papierstreifen)?«<br><br>Die S*S, die in der vergangenen Stunde anwesend waren, erzählen den anderen S*S, was in der letzten Stunde erarbeitet wurde.<br>Die Mitschüler, die in der vergangenen Stunde nicht anwesend waren, können im Gespräch Rückfragen stellen und eigene, eventuell neue Gesichtspunkte zu der Fragestellung einbringen.<br><br>Die L kündigt an, dass sich die S*S nun anhand eines Fallbeispiels mit der Frage beschäftigen werden, wie man einen Sterbenden, der sich im ›roten Bereich‹ befindet, in den ›grünen Bereich‹ bringen kann, also wie man einem Sterbenden/ Sterbewilligen helfen könnte.<br><br>Die L fordert die S*S auf, dazu auf ihre Plätze zurückzugehen. | Stehkreis<br>L-S-Gespräch<br><br>Beschriftete Papierstreifen aus der vergangenen Stunde, Leere Papierstreifen in rot und grün, Stift |
| Erarbeitung | <u>Personale Kompetenz:</u><br>Die S*S sind in der Lage, sich eine eigene Meinung zu dem dargebotenen Fallbeispiel zu bilden. | Die S*S wissen um die Schwierigkeit einer pauschalen Antwort auf die Frage nach Sterbehilfe. | Die L bittet die S*S, sich in drei Gruppen zusammenzufinden.<br>Die Gruppen erhalten von der L das Arbeitsblatt **M 2** mit einem Fallbeispiel zum Thema Sterbehilfe. | Zweier-/ Dreiergruppe<br>Gruppenarbeit<br>AB **M 2**: Fallbeispiel ›Sven‹ |

| | | | | |
|---|---|---|---|---|
| | Die S*S können ihre Meinung im Austausch mit ihren Mitschülern reflektieren und eventuell modifizieren. | Die S*S wissen, dass unterschiedliche Faktoren und Überlegungen auf eine Entscheidung über Sterbehilfe Einfluss nehmen können. | Die L fordert die S*S auf, das Fallbeispiel in ihren Gruppen zu lesen und die darunter befindlichen Aufgaben zu diskutieren und ihre Ergebnisse in Stichworten festzuhalten.<br>Die S*S bearbeiten in Gruppenarbeit die Aufgaben. | Blätter für Stichworte |
| Ergebnissicherung | <u>Kommunikative Kompetenz:</u><br>Die S*S können das Fallbeispiel anhand der Leitfragen mit ihren Mitschülern diskutieren.<br><br>Die S*S sind in der Lage, ihre Einschätzung der Frage nach Sterbehilfe in dem Fallbeispiel zu kommunizieren und zu begründen.<br><br>Die S*S können auf Rückfragen ihrer Mitschüler eingehen und sich mit differierenden Ansichten auseinandersetzen.<br><br><u>Soziale Kompetenz:</u><br>Die S*S können in ihrer Arbeitsgruppe selbstorganisiert das Fallbeispiel bearbeiten.<br><br>Die S*S können ihre eigenen Vorstellungen und Überzeugungen sinnvoll in die Gruppenarbeit einbringen.<br><br>Die S*S können die Meinungen ihrer Mitschüler zum Thema Sterbehilfe wahrnehmen und wertschätzend stehen lassen.<br><br>Die S*S sind in der Lage, durch gemeinsames Abwägen der Argumente eine begründete Einschätzung der Frage nach der Sterbehilfe in dem konkreten Fallbeispiel zu formulieren.<br><br><u>Ethische Kompetenz:</u><br>Die S*S können die Problematik in der Entscheidungsfindung bei dem dargebotenen Fallbeispiel erkennen.<br><br>Die S*S können die Handlungsoptionen im Fallbeispiel einschätzen, gegeneinander abwägen und bewerten.<br><br>Die S*S können für sich eine begründete Entscheidung fällen, wie die Frage nach der Sterbehilfe im konkreten Beispiel zu beantworten ist. | | Die L fordert die Gruppen dazu auf, ihre Ergebnisse den Mitschülern vorzutragen und zu begründen.<br>Die S*S präsentieren ihre Ergebnisse und Entscheidungen.<br>Währenddessen hält die L die Argumente für und gegen Sterbehilfe im Fallbeispiel an der Tafel fest.<br><br>**Tafelbild zu M 2**:<br><br>Sven sollte sterben dürfen!<br>Ja Nein<br><br>Durch Leitfragen lenkt die L die Aufmerksamkeit auf weitere Aspekte, die in der Entscheidungsfindung eine Rolle spielen könnten.<br><br>Abschließend weist die L die S*S darauf hin, dass eine Entscheidung offenbar nicht immer ganz einfach zu fällen ist. Sie ist von vielen Faktoren abhängig, die bedacht werden müssen.<br>An diese Komplexität soll die folgende Stunde thematisch anschließen. | L-S-Gespräch<br><br>Tafel,<br>Notizen der S*S,<br><br>AB **M 2**: Fallbeispiel ›Sven‹ |

### 3. Unterrichtseinheit: Fallbeispiele zum Thema Sterbehilfe

**Material:** Plakat Tafelbild, Klebeband, Stifte, Arbeitsblatt **M 3**: Fallbeispiel »Christine«, Arbeitsblatt **M 4a**: Fallbeispiel »Herr P.«, Plakate für Gruppenarbeit, Arbeitsblatt **M 4b**: Fortsetzung Fallbeispiel »Herr P.«

**Stundenziel:** Die S*S wissen, dass die Frage nach Sterbehilfe im konkreten Fall von unterschiedlichen Faktoren abhängt ist und nur durch sorgfältiges Abwägen dieser Faktoren im Einzelfall beantwortet werden kann.

| **Lernphase** | **Kompetenzen** | **Lernziele** | **L-S-Interaktion** | **Methode, Materialien** |
|---|---|---|---|---|
| Einstieg | Personale Kompetenz:<br>Die S*S können sich eine eigene Meinung zu dem dargebotenen Fallbeispiel bilden.<br><br>Die S*S können ihre Meinung im Austausch mit ihren Mitschülern reflektieren und eventuell modifizieren.<br><br>Kommunikative Kompetenz:<br>Die S*S können das in der vergangenen Stunde bearbeitete Fallbeispiel vorstellen.<br><br>Die S*S sind in der Lage, die von ihnen gesammelten Argumente für oder wider Sterbehilfe im vorliegenden Fall darzustellen und zu begründen.<br><br>Die S*S können weitere Argumente für oder wider Sterbehilfe im vorliegenden Fall formulieren.<br><br>Soziale Kompetenz:<br>Die S*S können die Meinungen ihrer Mitschüler wertschätzend stehen lassen.<br><br>Ethische Kompetenz:<br>Den S*S wird die Problematik in der Entscheidungsfindung im vorliegenden Fall bewusst.<br><br>Die S*S können die Argumente und Handlungsoptionen im Fallbeispiel einschätzen, gegeneinander abwägen und bewerten.<br><br>Die S*S können eine begründete Entscheidung fällen, wie die Frage nach Sterbehilfe im konkreten Beispiel beantwortet werden sollte. | Die S*S wissen um die Schwierigkeit einer Entscheidungsfindung bei der Frage nach Sterbehilfe im konkreten Fall.<br><br>Die S*S wissen, dass unterschiedliche Faktoren und Überlegungen auf eine Entscheidung über Sterbehilfe Einfluss nehmen. | Die L hat das in der vorangegangenen Stunde im Unterrichtsgespräch mit den S*S erstellte Tafelbild auf ein großes Plakat übertragen.<br>Dieses hängt sie an die Tafel.<br><br>Die S*S werden dazu aufgefordert, das Fallbeispiel, das dem Tafelbild zugrunde liegt, kurz zu skizzieren und die Stichworte des Tafelbildes zu erläutern.<br>Anschließend fragt die L die S*S, ob sie dem Tafelbild noch weitere Stichworte hinzufügen wollen.<br>Durch Leitfragen regt die L die S*S dazu an, weitere Aspekte der Entscheidung für oder gegen Sterbehilfe im Fallbeispiel in Betracht zu ziehen. Diese werden stichwortartig auf dem Plakat festgehalten.<br><br>Abschließend lässt die L die S*S darüber abstimmen, welche Entscheidung letztlich in dem Fallbeispiel getroffen werden sollte und hält diese auf dem Plakat fest. | Plakat, Tafelbild (**M 2**), Klebeband, Stift<br><br>L-S-Gespräch |
| Erarbeitung | Personale Kompetenz:<br>Die S*S können verschiedene Argumente für oder wider Sterbehilfe im konkreten Fall gegeneinander abwägen. | Die S*S wissen um die Schwierigkeit einer Entscheidungsfindung bei der Frage nach Sterbehilfe im konkreten Fall. | Die L teilt die S*S in drei Gruppen ein.<br><br>Jede Gruppe erhält ein weiteres Fallbeispiel:<br>– 2 mal Zweiergruppe »Herr P.«<br>– 1 mal Dreiergruppe »Christine« | Zweier-/ Dreiergruppe<br><br>Partner-/ Gruppenarbeit |

| | | | | |
|---|---|---|---|---|
| | Die S*S sind in der Lage, sich eine eigene Meinung zu den dargebotenen Fallbeispielen zu bilden.<br><br>Die S*S können im Austausch mit Mitschülern ihre Meinung reflektieren.<br><br><u>Kommunikative Kompetenz:</u><br>Die S*S können die dargebotenen Fallbeispiele anhand der Leitfragen auf den Arbeitsblättern diskutieren.<br><br>Die S*S sind in der Lage, Argumente für oder wider Sterbehilfe im konkreten Fall zu formulieren.<br><br>Die S*S können ihre eigene Meinung zum Thema Sterbehilfe im jeweiligen Fall kommunizieren und begründen.<br>Die S*S können auf kritische Rückfragen ihrer Mitschüler eingehen und sich mit differierenden Ansichten auseinandersetzen.<br><br><u>Soziale Kompetenz:</u><br>Die S*S bringen ihre eigenen Argumente und Vorstellungen in die Gruppenarbeit ein.<br><br>Die S*S können die Meinungen ihrer Mitschüler wertschätzend annehmen und stehen lassen.<br><br>Die S*S können in ihrer Arbeitsgruppe selbstorganisiert die Fallbeispiele anhand der Leitfragen bearbeiten.<br><br>Die S*S sind in der Lage, durch gemeinsames Abwägen der Argumente eine begründete Einschätzung der Frage nach Sterbehilfe in ihrem konkreten Beispiel zu formulieren.<br><br>Die S*S können bei der Entscheidungsfindung die unterschiedlichen Standpunkte ihrer Mitschüler wertschätzend einbeziehen.<br><br><u>Ethische Kompetenz:</u><br>Die S*S können die jeweilige Problematik der einzelnen Fallbeispiele erkennen.<br><br>Die S*S können die Argumente für oder wider Sterbehilfe im konkreten Fall gegeneinander abwägen und bewerten. | Die S*S wissen, dass unterschiedliche Faktoren und Überlegungen auf eine Entscheidung über Sterbehilfe Einfluss nehmen. | Die S*S bekommen den Arbeitsauftrag, die Fallbeispiele analog zu dem bereits bearbeiteten zu diskutieren und ihre Ergebnisse auf einem Plakat festzuhalten.<br><br>Die beiden Zweiergruppen werden hierbei dazu aufgefordert, nach der Diskussion der Fallbeispiele in Partnerarbeit (zu viert) ein Plakat zu erstellen.<br>Die S*S erhalten für diese Aufgabe ca. 20 Minuten Zeit. | AB Fallbeispiele:<br>– Christine **(M 3)**<br>– Herr P. **(M 4)**<br><br>Plakate, Stifte |

| | | | | |
|---|---|---|---|---|
| | Die S*S sind in der Lage, eine begründete Entscheidung zu fällen, wie die Frage nach Sterbehilfe im konkreten Fall zu beantworten ist. | | | |
| Ergebnissicherung | <u>Personale Kompetenz:</u><br>Die S*S können weitere Argumente ihrer Mitschüler in ihre eigene Argumentation integrieren.<br><br><u>Kommunikative Kompetenz:</u><br>Die S*S sind in der Lage, die von ihnen bearbeiteten Fallbeispiele und ihre Argumentation zur Entscheidungsfindung den Mitschülern verständlich darzustellen.<br><br>Die S*S können auf Rückfragen ihrer Mitschüler reagieren.<br><br><u>Soziale Kompetenz:</u><br>Die S*S können die Ergebnisse der Argumentation ihrer Mitschüler wertschätzend stehen lassen.<br><br><u>Ethische Kompetenz:</u><br>Die S*S erkennen anhand der unterschiedlichen Fallbeispiele die zunehmende Komplexität der Frage nach Sterbehilfe.<br><br>Die S*S können für sich in den jeweiligen Fallbeispielen eine begründete Entscheidung für oder wider Sterbehilfe finden. | Die S*S wissen, dass die Beantwortung der Frage nach Sterbehilfe in jedem Fall durch je spezifische Faktoren beeinflusst ist.<br><br>Die S*S wissen, dass eine pauschale Antwort auf die Frage nicht möglich ist.<br><br>Den S*S ist bewusst, dass die Veränderung einzelner Faktoren und Begleitumstände jeweils Einfluss auf die Entscheidungsfindung nimmt. | Die S*S stellen ihre Fallbeispiele und die Ergebnisse ihrer Gruppenarbeiten vor.<br>Die zuhörenden Mitschüler können dabei Rückfragen stellen oder die gesammelten Stichpunkte zu den Fallbeispielen durch weitere Aspekte ergänzen.<br>Diese werden dann auf den Plakaten festgehalten.<br><br>Bei beiden Fallbeispielen erfolgt schließlich eine Abstimmung, ob darin beschriebene Sterbehilfe zugelassen werden sollte oder nicht.<br>Das Ergebnis wird auf den Plakaten festgehalten. | Gruppenarbeit<br>Ergebnispräsentation<br><br>Plakate |
| Schluss | <u>Personale Kompetenz:</u><br>Die S*S können anhand der neuen Informationen zu dem Fallbeispiel ihre vorangegangene Entscheidung nochmals überdenken und eventuell modifizieren.<br><br><u>Ethische Kompetenz:</u><br>Die S*S sind in der Lage, zu einer begründeten Entscheidung in der Frage nach Sterbehilfe im konkreten Fall zu kommen. | | Die L liest den S*S zum Abschluss die Fortsetzung eines der Fallbeispiele vor. Sie fragt die S*S, ob und wie die darin enthaltenen Informationen Einfluss auf ihre Entscheidung in diesem Beispiel nehmen.<br><br>Die L weist die S*S abschließend nochmals darauf hin, dass es viele Faktoren gibt, die auf eine Entscheidung zur Sterbehilfe Einfluss nehmen und dass – wie gesehen – einzelne hinzukommende Faktoren die Entscheidung nachhaltig beeinflussen können.<br>Sterbehilfe ist somit immer eine Einzelfallentscheidung. | Lehrervortrag<br><br>AB **M 4b**:<br>Fortsetzung Fallbeispiel ›Herr P.‹ |

## 4. Unterrichtseinheit: Formen der Sterbehilfe: aktive, passive, indirekte

**Material:** Plakate Fallbeispiele, Arbeitsblatt **M 5**: »Formen der Sterbehilfe«, Projektor

**Stundenziel:** Die S*S kennen die drei Formen der Sterbehilfe (aktive, passive, indirekte) und können sie voneinander unterscheiden.

| Lernphase | Kompetenzen | Lernziele | L-S-Interaktion | Methode, Materialien |
|---|---|---|---|---|
| Einstieg | | Die S*S wissen, dass es sich bei den bisher bearbeiteten Fallbeispielen um Fälle von Sterbehilfe handelt. | Die L hängt die in der vorangegangenen Stunde entstandenen Plakate zu den diskutierten Fallbeispielen als Erinnerungshilfe an die Tafel. Über den Plakaten bleibt ein Platz für eine Überschrift frei.<br><br>Die L fordert die S*S dazu auf, sich an die Fallbeispiele zu erinnern: *»In den vergangenen Stunden habt ihr euch mit unterschiedlichen Fallbeispielen auseinandergesetzt und versucht, euch ein Urteil darüber zu bilden und zu einer Entscheidung zu kommen. Die Beispiele waren sehr unterschiedlich, aber sie haben ein gemeinsames Thema, das ihr in der letzten Stunde auch schon genannt habt.«*<br>Die S*S nennen das Thema ›Sterbehilfe‹.<br>Die L schreibt das Thema als Überschrift über die Plakate an die Tafel. | Plakate, Fallbeispiele<br><br>L-S-Gespräch |
| Erarbeitung I<br><br><br><br><br><br>Ergebnissicherung I | Personale Kompetenz:<br>Die S*S können ihre eigene Vorstellung einer Definition von Sterbehilfe anhand der Vorstellungen ihrer Mitschüler verändern.<br><br>Kommunikative Kompetenz:<br>Die S*S können Elemente einer Definition von Sterbehilfe formulieren.<br><br>Die S*S können sich argumentativ mit Definitionsvorschlägen ihrer Mitschüler auseinandersetzen.<br><br>Die S*S können gemeinsam eine verbindliche Definition von Sterbehilfe formulieren.<br><br>Soziale Kompetenz:<br>Die S*S können die Definitionsvorschläge ihrer Mitschüler wertschätzend annehmen und stehen lassen. | Die S*S kennen eine Definition des Begriffes Sterbehilfe. | Die L stellt den S*S die Aufgabe: *»Wenn ich diesen Begriff noch nie gehört hätte und würde euch fragen: Was ist Sterbehilfe? Versucht einmal, mir das zu erklären.«*<br>Die S*S machen Vorschläge zu einer Definition von Sterbehilfe.<br>Die L hält relevante Stichworte an der Tafel fest.<br><br>Abschließend wird aus diesen Stichworten eine Definition formuliert und unter der Überschrift festgehalten.<br>*»Sterbehilfe = den Tod eines Menschen durch fachkundige Behandlung herbeiführen, erleichtern oder nicht aufhalten«*<br><br>Die S*S erhalten das Arbeitsblatt **M 5**, auf das sie die Definition übertragen. | Tafel, Plakate, Fall-beispiele<br><br>L-S-Gespräch<br><br><br><br><br><br><br><br><br><br>AB **M 5**: ›Formen der Sterbehilfe‹ |

| Erarbeitung II | Personale Kompetenz:<br>Die S*S können anhand der Fallbeispiele Merkmale der unterschiedlichen Formen der Sterbehilfe herausarbeiten.<br><br>Kommunikative Kompetenz:<br>Die S*S können die unterscheidenden Merkmale der drei Formen der Sterbehilfe formulieren.<br><br>Die S*S können sich in der Gruppe über die Merkmale der Formen der Sterbehilfe austauschen.<br><br>Soziale Kompetenz:<br>Die S*S können in der Gruppe gemeinsam die Merkmale der Formen der Sterbehilfe erarbeiten. | Die S*S können die drei Formen der Sterbehilfe (aktive, indirekte, passive) voneinander unterscheiden.<br><br>Die S*S können die drei Formen der Sterbehilfe definieren. | Die L gibt den S*S den Auftrag, sich in drei Gruppen zusammenzufinden.<br><br>Jede Gruppe bekommt einen der Fälle zugeteilt mit der Aufgabe:<br>*»In allen drei Fällen handelt es sich um Sterbehilfe. Aber in den drei Fällen wird sie unterschiedlich durchgeführt. Überlegt euch kurz in der Gruppe, wie genau die Sterbehilfe in eurem Fallbeispiel geschieht und schreibt euer Ergebnis auf (noch nicht! auf das Arbeitsblatt)«*<br><br>Die S*S erarbeiten in ihren Gruppen die Merkmale der Sterbehilfe in ihrem Fallbeispiel:<br>– Christine: Schmerztherapie wird durchgeführt, die als Nebenwirkung Lebensverkürzung zur Folge hat (vorher: passiv → Therapie wird nicht begonnen)<br>– Sven: Lebenserhaltende/-verlängernde Maßnahme wird eingestellt<br>– Herr P.: Tötung durch Verabreichung eines tödlichen Medikaments | Zweier-/ Dreiergruppe<br><br>Partner-/Gruppenarbeit |
|---|---|---|---|---|
| Ergebnissicherung II | | | Die S*S stellen ihre Ergebnisse vor. Im Anschluss an die Präsentation jeder Gruppe deckt die L die Definitionen der einzelnen Formen der Sterbehilfe auf dem bereits ausgefüllten Arbeitsblatt (**M 5b**) unter dem Projektor auf. Die S*S übertragen diese auf ihr Arbeitsblatt.<br>Die L weist die S*S auf die Unterscheidung zwischen aktiver und indirekter Sterbehilfe hin:<br>*»Bei Herrn P. und Christine wird in beiden Fällen ein Medikament verabreicht, das den Tod zur Folge hat. Sind die Fälle gleich zu bewerten? Worin liegt der Unterschied?«*<br>Die Intention der Medikamentengabe wird als Unterscheidungskriterium festgehalten.<br><br>Anschließend trägt die L die Bezeichnungen der unterschiedlichen Formen der Sterbehilfe auf dem Arbeitsblatt **M 5** ein und fordert die S*S dazu auf, auch diese auf ihr Arbeitsblatt zu übertragen. | L-S-Gespräch<br><br>AB **M 5**: ›Formen der Sterbehilfe‹, Projektor |
| | | | Die L bittet die S*S einen Fragebogen auszufüllen, um zusätzliche Informationen über soziale Hintergründe und religiöse Einstellungen der S*S zu gewinnen. | |

## 5. Unterrichtseinheit: Medizinisch-assistierter Suizid

**Material:** PC, Beamer, Film »Assistierter Suizid«, Arbeitsblatt **M 6**: Fallbeispiel »Erica«, Tafel, Projektor, Arbeitsblatt **M 5**: Formen der Sterbehilfe, Arbeitsblatt **M 7**: Regelung zur Sterbehilfe in Europa, **Film**: Assistierter Suizid. Ein Recht auf Leben – ein Recht auf Sterben (5 Min.) https://www.youtube.com/watch?v=CnfVNT0b8eI

**Stundenziel:** Die S*S können den medizinisch-assistierten Suizid im Unterschied zu aktiver, passiver und indirekter Sterbehilfe definieren.

| **Lernphase** | **Kompetenzen** | **Lernziele** | **L-S-Interaktion** | **Methode, Materialien** |
|---|---|---|---|---|
| Einstieg | <u>Personale Kompetenz:</u><br>Die S*S reflektieren durch die Konfrontation mit dem Fallbeispiel zum assistierten Suizid ihr bisheriges Wissen und ihre Vorstellungen zur Sterbehilfe.<br><br><u>Soziale Kompetenz:</u><br>Die S*S setzen sich mit der Person und dem Schicksal Ericas auseinander.<br><br><u>Ethische Kompetenz:</u><br>Die S*S erkennen den im Film dargestellten assistierten Suizid als ethisches Problem. | Die S*S kennen ein Fallbeispiel für assistierten Suizid. | Die L kündigt den S*S an, dass zum Unterrichtseinstieg ein Film gezeigt wird:<br>*»Ich zeige euch jetzt einen Film, der euch in das Thema einführt, über das ich heute mit euch sprechen will. Dieser Film kann unter Umständen sehr berührend sein und es kann Situationen im Leben geben, in denen man sich so einen Film lieber nicht anschauen möchte. Wenn ihr merkt, dass ihr ihn lieber nicht bis zum Ende anschauen wollt, dürft ihr den Raum leise verlassen. Wartet dann auf dem Flur, ich hole euch danach wieder herein. Wenn jemand den Raum verlässt, dann erwarte ich, dass die anderen das unkommentiert lassen.«*<br><br>Die L zeigt den S*S den Film »Assistierter Suizid«. | Frontal<br><br>Film: »Assistierter Suizid«<br><br>PC, Beamer |
| Erarbeitung I | <u>Personale Kompetenz:</u><br>Die S*S machen sich ihre Gefühle zum im Film dargestellten Fallbeispiel bewusst.<br><br>Die S*S können ihre eigene Einschätzung des Gesehenen zum Ausdruck bringen.<br><br>Die S*S können Anfragen an das im Film Gesehene formulieren.<br><br><u>Ethische Kompetenz:</u><br>Die S*S können ihre eigene Beurteilung der Situation des assistierten Suizids in Form von Fragen Ausdruck verleihen. | Die S*S haben das Geschehen im Film auf persönlicher Ebene reflektiert.<br>Die S*S sind sich ihrer persönlichen Anfragen an die konkrete Situation des assistierten Suizids bewusst. | Vermutlich werden die S*S sich nach Ende des Filmes zum Gesehenen äußern wollen. Die L fordert die S*S jedoch dazu auf, sich zunächst zurückzuhalten:<br>*»Bevor wir uns über den Film unterhalten, bekommt ihr von mir jetzt ein Arbeitsblatt. Auf diesem Arbeitsblatt geht es ausschließlich um eure eigenen Gedanken und Eindrücke. Darum füllt ihr in den nächsten fünf Minuten alleine und ohne euch mit eurem Sitznachbarn auszutauschen das Arbeitsblatt aus.«*<br><br>Die S*S beantworten die Fragen auf dem Arbeitsblatt **M 6**. | AB **M 6**: Fallbeispiel ›Erica‹<br><br>Einzelarbeit/ Stillarbeit |
| Vertiefung | <u>Personale Kompetenz:</u><br>Die S*S können ihre eigene Einschätzung zum assistierten Suizid äußern.<br><br>Die S*S können ihre persönliche Einschätzung im Austausch mit ihren Mitschülern reflektieren, argumentativ erweitern und modifizieren. | Die S*S wissen, was sich hinter der Praxis des assistierten Suizids verbirgt. | Die L fordert die S*S auf, sich in einem Stuhlkreis (Halbkreis, der zur Tafel hin geöffnet ist) zusammenzufinden und ihre ausgefüllten Arbeitsblätter mitzubringen.<br>*»Ihr nehmt jetzt euren Stuhl, kommt mit ihm nach vorne und setzt euch in einen Halbkreis, so dass ihr die Tafel noch sehen könnt. Bringt euer Arbeitsblatt mit.«* | Stuhlkreis<br><br>AB **M 6**: ›Fallbeispiel Erica‹ |

| | | | | |
|---|---|---|---|---|
| | Kommunikative Kompetenz:<br>Die S*S können ihre Gefühle und Beobachtungen in Bezug auf den gezeigten Film zum Ausdruck bringen.<br><br>Die S*S können beschreiben, worum es im gezeigten Film geht.<br><br>Die S*S können die Äußerungen ihrer Mitschüler wahrnehmen und darauf reagieren.<br><br>Soziale Kompetenz:<br>Die S*S können von der eigenen Einschätzung abweichende oder dieser widersprechende Äußerungen ihrer Mitschüler akzeptieren und stehen lassen.<br><br>Weltdeutungskompetenz:<br>Die S*S versuchen, ein Verständnis für die Entscheidung Ericas im Film zu entwickeln.<br><br>Die S*S können Ericas Entscheidung für assistierten Suizid auf mögliche biographische Hintergründe hin befragen.<br><br>Ethische Kompetenz:<br>Die S*S erkennen den assistierten Suizid als ethisches Problem.<br><br>Die S*S setzen sich mit der Rolle und den möglichen Empfindungen der Personen auseinander, die Erica begleiten.<br><br>Die S*S entwickeln alternative Handlungsmöglichkeiten für Erica. | | Die L eröffnet das Gespräch mit der ersten Frage des Arbeitsblattes:<br>*»Welche Gefühle hat der Film bei euch ausgelöst?«*<br><br>Die S*S äußern ihre Empfindungen dem Film gegenüber. Im Unterrichtsgespräch wird die im Film dargestellte Situation erläutert und die Fragen der S*S zum Gesehenen geklärt.<br><br>Die L hält eventuell aufscheinende Merkmale des assistierten Suizids an der Tafel fest:<br>– Erica äußert den Willen zu sterben<br>– Erica ist erwachsen, zurechnungsfähig (Nachfrage nach Namen und festem Willen)<br>– Eine andere Person verschafft und reicht das tödliche Medikament,<br>– das Erica aber SELBST einnimmt | L-S-Gespräch<br><br><br><br><br><br><br><br><br><br><br><br>Tafel |
| Verknüpfung mit der vorangegangenen Stunde | Kommunikative Kompetenz:<br>Die S*S können aktive, passive und indirekte Sterbehilfe in eigenen Worten definieren.<br><br>Die S*S können die unterscheidenden Merkmale der einzelnen Formen der Sterbehilfe beschreiben.<br><br>Die S*S können begründen, warum es sich beim Fall ›Erica‹ um eine vierte, noch nicht genannte Form der Sterbehilfe handelt.<br><br>Ethische Kompetenz:<br>Die S*S erkennen den qualitativen Unterschied zwischen assistiertem Suizid und den anderen Formen der Sterbehilfe. | Die S*S wiederholen die Definitionen von aktiver, passiver und indirekter Sterbehilfe. | Die L fordert die S*S auf, sich wieder an ihre Plätze zu setzen. Sie verweist die S*S auf die an der Tafel festgehaltenen Definitionsmerkmale des assistierten Suizids.<br>*»Ich habe während des Gespräches an der Tafel einige Stichworte festgehalten. Erinnert euch an die letzte Stunde. Da haben wir drei verschiedene Formen der Sterbehilfe unterschieden und definiert. Erklärt mir noch einmal die drei Formen.«*<br><br>Sollten die S*S Schwierigkeiten haben, sich an die bereits eingeführten Formen der Sterbehilfe zu erinnern, projiziert die L als Erinnerungshilfe das Arbeitsblatt aus der letzten Stunde an die Wand.<br>*»Versucht, den Fall von Erica einer dieser Formen zuzuordnen!«* | Tafelanschrieb<br><br><br><br>L-S-Gespräch<br><br><br><br><br><br><br><br>AB **M 5**: ›Formen der Sterbehilfe‹, Projektor |

| | | | Die S*S mutmaßen, um welche Form der Sterbehilfe es sich im Fall ›Erica‹ handeln könnte.<br>Gemeinsam arbeiten die S*S heraus, dass der vorliegende Fall ›Erica‹ durch keine der bereits besprochenen Formen abgedeckt ist, es sich also um eine vierte Form handelt. | |
|---|---|---|---|---|
| Erarbeitung II | <u>Personale Kompetenz:</u><br>Die S*S können für sich die entscheidenden Merkmale des assistierten Suizids formulieren.<br><br>Die S*S können eine eigene Definition des assistierten Suizids entwickeln.<br><br>Die S*S können diese Definition im Austausch mit ihren Mitschülern modifizieren.<br><br><u>Kommunikative Kompetenz:</u><br>Die S*S können eine eigene Definition von assistiertem Suizid formulieren.<br><br>Die S*S können sich argumentativ mit ihren Mitschülern über ihre jeweiligen Definitionsvorschläge austauschen.<br><br><u>Soziale Kompetenz:</u><br>Die S*S können die Definitionsvorschläge ihrer Mitschüler wertschätzen.<br><br>Die S*S können sich unter Einbeziehung der Vorschläge ihrer Mitschüler auf eine Definition von assistiertem Suizid einigen. | Die S*S haben eine eigene Definition von assistiertem Suizid erarbeitet. | Die L fordert die S*S dazu auf, Partner- bzw. Gruppenarbeit anhand der besprochenen Merkmale des Falles ›Erica‹ eine Definition der festgestellten vierten Form der Sterbehilfe zu formulieren.<br>*»Ihr habt jetzt herausgearbeitet, dass es sich um keine der drei Formen der Sterbehilfe handelt, die wir schon kennengelernt haben. Es muss also eine vierte Form sein. Versucht mit eurem Sitznachbarn, in einem Satz zu definieren, was diese Form der Sterbehilfe ausmacht. Schreibt diese Definition auf.«* | Zweier-/Dreiergruppe<br>Partner-/Gruppenarbeit<br><br>Tafelanschrieb, Papier für Definitionen |
| Ergebnissicherung | <u>Personale Kompetenz:</u><br>Die S*S können ihre eigene Meinung über die korrekte Definition assistierten Suizids äußern und anhand der Meinungen ihrer Mitschüler reflektieren.<br><br><u>Kommunikative Kompetenz:</u><br>Die S*S können sich mit ihren Mitschülern über die unterschiedlichen Definitionsvorschläge der einzelnen Gruppen austauschen.<br><br>Die S*S können wertschätzende und konstruktive Kritik an den Definitionsvorschlägen ihrer Mitschüler üben.<br><br>Die S*S können Verbesserungsvorschläge zu den Definitionsversuchen formulieren. | Die S*S kennen Begriff und Definition von assistiertem Suizid. | Die S*S tragen ihre Definitionsversuche vor. Die Mitschüler nehmen dazu jeweils Stellung und machen Verbesserungsvorschläge.<br>Nun sollen die S*S sich für die in ihren Augen treffendste Definition entscheiden.<br>Diese wird von der L an die Tafel geschrieben.<br>*»Seid ihr zufrieden mit dieser Definition? Oder fehlt eurer Meinung nach noch etwas?«*<br><br>Eventuell werden fehlende Elemente der Definition ergänzt (vgl. mit Lösung **M 5**).<br>Wenn die Definition inhaltlich korrekt ist und die wesentlichen Merkmale des assistierten Suizids enthält, fordert die L die S*S dazu auf, diese in die vierte Spalte des Arbeitsblattes **M 5** aus der vorangegangenen Stunde zu übertragen. | Unterrichtsgespräch<br>Definitionen der S*S<br><br>Tafel.<br>Projektor,<br><br>AB **M 5**: ›Formen der Sterbehilfe‹ |

| | | | | |
|---|---|---|---|---|
| | Soziale Kompetenz:<br>Die S*S können die Definitionsversuche ihrer Mitschüler wertschätzend anhören und stehen lassen.<br><br>Die S*S können sich im Austausch mit ihren Mitschülern auf eine abschließende Definition assistierten Suizids einigen. | | Als letzten Schritt verweist die L darauf, dass noch eine Bezeichnung für diese Form der Sterbehilfe fehlt. Die L fordert die S*S auf:<br>*»Auf unserem Arbeitsblatt fehlt jetzt noch eine Bezeichnung für diese vierte Form der Sterbehilfe. Macht einen Vorschlag, wie man diese Form nennen könnte.«*<br><br>Die S*S machen Vorschläge zur Benennung dieser Form der Sterbehilfe. Die L lenkt die S*S eventuell durch Leitfragen in die richtige Richtung.<br><br>Schließlich wird der Begriff des assistierten Suizids in die Tabelle der Formen der Sterbehilfe eingetragen. | |

Ergänzend finden sich in **M 7** (S. 55) die Regelungen zur Sterbehilfe in Europa (Stand: 10. Januar 2021).

## Materialien zur Unterrichtseinheit

**M 1:** Das könnte ich mir vorstellen (1. Stunde)
**M 2:** Fallbeispiel »Sven«, mit Tafelbild (2. Stunde)
**M 3:** Fallbeispiel »Christine« (3. Stunde)
**M 4a:** Fallbeispiel »Herr P.« (3. Stunde)
**M 4b:** Fallbeispiel »Herr P.« – Fortsetzung (3. Stunde)
**M 5:** Definition und Formen der Sterbehilfe (4. Stunde) + Lösungsblatt
**M 6:** Film: Fallbeispiel »Emmanuela und Johann« (5. Stunde) + Lösungsblatt
**M 7:** Regelungen zur Sterbehilfe in Europa (5. Stunde)

**M 1**

## Das könnte ich mir vorstellen

| | Ja | ? | Nein |
|---|---|---|---|
| Wenn ich im Sterben läge und unter starken Schmerzen leiden würde, würde ich starke Schmerzmittel bekommen wollen, auch wenn das bedeuten würde, dass mein Tod dadurch beschleunigt wird. | | | |
| Wenn ich im Sterben läge und unter starken Schmerzen leiden würde, würde ich wollen, dass die Schmerzmittel so hoch dosiert werden, dass mein Tod dadurch beschleunigt wird. | | | |
| Wenn ich an einer unheilbaren, tödlichen Krankheit leiden würde, würde ich auf lebensverlängernde Therapien verzichten. | | | |
| Wenn ich im Sterben läge und nicht mehr bei Bewusstsein wäre, würde ich wollen, dass lebensverlängernde Maßnahmen (künstliche Ernährung, Beatmung) eingestellt werden, um meinen Tod nicht weiter hinauszuzögern. | | | |
| Wenn ich im Sterben läge und nicht mehr bei Bewusstsein wäre, würde ich wollen, dass meine nächsten Angehörigen über die Einstellung lebensverlängernder Maßnahmen entscheiden. | | | |
| Wenn ich an einer unheilbaren Krankheit leiden würde, von der ich wüsste, dass sie sich noch lange hinziehen wird und mit großem Leiden verbunden ist, würde ich wollen, dass ein Arzt meinem Leben ein Ende setzt. | | | |
| Wenn ich im Sterben läge und mein Sterben mit großem Leiden verbunden wäre, würde ich wollen, dass ein Arzt durch Gabe bestimmter Medikamente meinem Leben ein Ende setzt. | | | |
| Wenn ich im Sterben läge und mein Sterben mit großem Leiden verbunden wäre, ich aber selbst nicht mehr in der Lage wäre, eine Entscheidung zu fällen, würde ich wollen, dass meine nächsten Angehörigen entscheiden, dass ein Arzt meinem Leben ein Ende setzt. | | | |

## M 2 Fallbeispiel »Sven«

Sven S. ist 25 Jahre alt. Er studiert Jura an der Universität und hat das Ziel, Rechtsanwalt zu werden. Seit drei Jahren hat er eine feste Freundin, Anna. Die Beziehung mit Anna läuft gut, die beiden planen bald in eine gemeinsame Wohnung zu ziehen. In letzter Zeit hat Anna aber immer wieder das Gefühl, dass Sven sich von ihr zurückzieht. Svens Mutter ist gestorben, als er 17 war. Das Verhältnis zu seinem Vater ist schwierig. Seinem Vater gehört eine gut laufende Firma. Er hätte sich gewünscht, dass sein Sohn die Firma eines Tages weiter leitet und ist daher nicht glücklich, dass Sven andere Pläne für seine Zukunft hat. Auch mit Svens Freundin versteht der Vater sich nicht besonders gut. Er besucht Sven daher selten und die gelegentlichen Telefonate enden meist im Streit. Sven leidet immer noch unter dem frühen Tod der Mutter und auch unter dem angespannten Verhältnis zum Vater.

Eines Morgens findet ihn seine Freundin in seinem Studierendenzimmer mit einer Schlinge um den Hals vor. Sven lebt, ist aber nicht ansprechbar. In seinem Zimmer liegt ein Abschiedsbrief, in dem er erklärt, dass ihm sein Leben sinnlos erscheint und er daher lieber sterben wolle. Anna ruft den Notarzt und Sven wird ins Krankenhaus gebracht. Es stellt sich heraus, dass durch seinen Selbstmordversuch sein Gehirn bleibenden Schaden genommen hat. Er liegt im Koma und die Ärzte sind sich einig, dass es keine Chance gibt, dass er wieder erwacht. Nach einigen Wochen äußert sein Vater den Wunsch, dass die künstliche Ernährung eingestellt wird, damit sein Sohn sterben kann. Er ist der Meinung, dass man gar nicht hätte versuchen sollen, Sven nach seinem Selbstmordversuch zu retten. Er habe seinen Tod ja selbst gewählt. Anna ist wütend über den Wunsch des Vaters. Sie hofft immer noch, dass Sven wieder aufwacht.

**Diskutiert in eurer Gruppe über folgende Fragen. Begründet eure Antworten.**

1. Versucht den Wunsch des Vaters zu verstehen und sammelt Argumente aus seiner Sicht.
2. Was könnte dafür sprechen, Sven sterben zu lassen? Was könnte dagegen sprechen?
3. Wenn ihr zu entscheiden hättet: Würdet ihr dem Wunsch des Vaters nachkommen und die künstliche Ernährung einstellen?

## M 3 Fallbeispiel »Christine«

Christine ist 33 Jahre alt und Sportlerin. Ihre große Leidenschaft ist es, Volleyball zu spielen. Seit ihrer Kindheit nimmt sie regelmäßig erfolgreich an Wettkämpfen teil. Ihre eigene Karriere als Sportlerin nähert sich zwar dem Ende, aber sie träumt davon, später als Trainerin zu arbeiten.
Als sie über einen längeren Zeitraum Schmerzen im Bein hat und schließlich das Bein nicht mehr richtig bewegen kann, geht sie zum Arzt. Im Krankenhaus stellt sich heraus, dass Christine unter Knochenkrebs leidet. Alle Behandlungsversuche schlagen fehl, sodass die Ärzte ihr schließlich mitteilen, dass nur durch die Amputation des Beins eine Chance bestehe, die Krankheit einzudämmen. Wenn Christine dem nicht zustimme, würde sich der Krebs weiter ausbreiten und sie werde sterben.
Christine bittet um einige Tage Bedenkzeit. Dann teilt sie den Ärzten mit, dass sie auf keinen Fall das Bein abnehmen lassen will. Ohne ihr Bein könne sie ihren Sport nicht mehr so ausüben wie bisher. Alle ihre Zukunftsträume seien geplatzt. Und selbst wenn sie der Operation zustimme, sei es möglich, dass die Krankheit trotzdem weiter fortschreitet. Da alle anderen Heilungsversuche bereits fehlgeschlagen sind, können die Ärzte ihr nur noch anbieten, ihr Medikamente zu geben, die die starken Schmerzen in ihrem Bein lindern. Damit die Medikamente ihr auch wirklich die Schmerzen nehmen können, müssen sie hoch dosiert werden. Als Nebenwirkung ist zu erwarten, dass Christines Tod dadurch schneller eintritt. Christine entscheidet sich, lieber schmerzfrei und schnell zu sterben als ein Leben weiterzuleben, das für sie keinen Sinn mehr hat. Christines Eltern sind von ihrer Entscheidung entsetzt.

**Diskutiert in eurer Gruppe über folgende Fragen. Begründet eure Antworten.**

1. Beschreibt Christines Entscheidungsprozess.
2. Was spricht dafür, Christines Wunsch nachzukommen? Was könnte dagegen sprechen?
3. Wenn ihr zu entscheiden hättet: Sollte Christines Wunsch nachgekommen werden? Sammelt Argumente für und wider.

## M 4a Fallbeispiel »Herr P.«

Herr P. ist 65 Jahre alt, als er bemerkt, dass er immer vergesslicher wird. Er geht daraufhin zum Arzt. Der stellt fest, dass Herr P. unter einer beginnenden Alzheimer-Krankheit leidet.
Alzheimer ist nicht heilbar. Die Krankheit führt bei den betroffenen Patienten dazu, dass sie immer vergesslicher werden. Zuerst verlieren sie mehr und mehr das Kurzzeitgedächtnis, können sich also an Geschehnisse und Personen aus der jüngeren Vergangenheit nicht mehr erinnern. Dann geht nach und nach auch das Langzeitgedächtnis verloren. Die Patienten verlieren die Erinnerung an ihre Vergangenheit und erkennen zuletzt ihre engsten Angehörigen nicht wieder.
Im Endstadium der Krankheit sind die Betroffenen vollständig pflegebedürftig, da sie selbst einfachste alltägliche Aufgaben und Handlungen nicht mehr selbstständig bewältigen können. Die Krankheit kann sich über viele Jahre hinziehen, was eine Belastung auch für die Angehörigen sein kann. Sie müssen zusehen, wie sich der geliebte Mensch immer mehr verändert und ›abbaut‹.
Herr P. äußert daher den Wunsch, dass in dem Moment, da er seine Angehörigen nicht mehr erkennt, sein Leben durch einen Arzt beendet werden soll. Diesen Wunsch hält er auch schriftlich fest. Durch Gabe von Medikamenten gelingt es noch einige Zeit, Herrn P.s Zustand einigermaßen stabil zu halten. Nach sieben Jahren ist es aber soweit: Herr P. erkennt seine Frau, seine Kinder und Enkelkinder nicht mehr.
(...)

**Diskutiert in eurer Gruppe über folgende Fragen. Begründet eure Antworten.**

1. Inwiefern ist Herrn P.s. Wunsch zu sterben nachvollziehbar?
2. Was spricht dafür, Herrn P. seinen Wunsch zu erfüllen? Was könnte dagegen sprechen?

M 4b

## Fallbeispiel »Herr P.« (Fortsetzung)

(...)

Nachdem Herr P. seine Familienangehörigen nicht mehr erkennt, wird ein Arzt gerufen, der ihm seinen Wunsch erfüllen soll. Als der Arzt im Pflegeheim eintrifft, findet er Herrn P. auf dem Balkon seines Zimmers vor. Herr P. sitzt friedlich lächelnd in der Sonne und beobachtet einen Vogel, der in einem nahen Baum gerade ein Nest baut.

Herr P. erkennt seine Frau, die den Arzt begleitet, nicht. Auch an den Arzt erinnert er sich nicht mehr. Er begrüßt beide trotzdem freundlich lächelnd und beginnt gleich ein Gespräch. Er redet über den Vogel, freut sich über die schönen Blumen im Blumenkasten und fragt schließlich, was es heute zum Mittagessen gibt. Dabei wirkt er glücklich und zufrieden. Seine Frau und seine Kinder sind jetzt dagegen, seinem Wunsch nach Sterbehilfe nachzukommen, da Herr P. sein Leben jeden Tag zu genießen scheint.

**Diskutiert in eurer Gruppe über folgende Frage. Begründet eure Antwort.**

Wenn ihr zu entscheiden hättet: Würdet ihr dem Wunsch nach Sterbehilfe, den Herr P. vor sieben Jahren geäußert hat, nachkommen?

M 5a

## Sterbehilfe

=

**Formen der Sterbehilfe:**

| Herr P. | Sven | Christine | Film |
|---|---|---|---|
| | | | |
| | | | |

M 5b

## Sterbehilfe (Lösung)

= den Tod eines Menschen durch fachkundige Behandlung herbeiführen, erleichtern oder nicht aufhalten

**Formen der Sterbehilfe:**

| Herr P. | Sven | Christine | Film |
|---|---|---|---|
| Aktive Sterbehilfe | Passive Sterbehilfe | Indirekte Sterbehilfe | Medizinisch-assistierter Suizid |
| Gezielte Tötung eines Patienten durch einen nicht einer kurativen oder palliativen Behandlung dienenden Eingriff, um weiteres Leiden zu ersparen oder um dem Wunsch einer Tötung auf Verlangen zu entsprechen. | Verzicht auf (weitere) lebenserhaltende Maßnahmen, ggf. auch durch Beenden bereits bestehender Therapiemaßnahmen und Konzentration auf palliative Sterbebegleitung | Durchführung einer Schmerztherapie im Sterbeprozess, die als unvermeidbare Nebenwirkung eine Lebensverkürzung zur Folge hat, die jedoch nicht beabsichtigt ist. | Mitwirkung bei der Selbsttötung eines erwachsenen, zurechnungsfähigen Menschen durch die Beschaffung tödlicher Medikamente. |

## M 6a Film: Fallbeispiel »Emmanuela und Johann«

1. **Beschreiben Sie kurz, welche Gefühle der Film bei Ihnen auslöst. Stellen Sie besonders beeindruckende oder bewegende Szenen kurz vor.**

2. **Schreiben Sie eine Inhalts- und Ereignisangabe des Films.**

3. **Schreiben Sie auf, welche Fragen Sie haben, nachdem Sie den Film gesehen haben.**

Film: »Wir fahren jetzt zum Sterben nach Liestal« – Ein Ehepaar beim Freitod, begleitet (7:09 Minuten)
https://www.youtube.com/watch?v=d8UG8j0cZWQ

**M 6b**

# Film: Fallbeispiel »Emmanuela und Johann« (mögliche Lösung)

**1. Beschreiben Sie kurz, welche Gefühle der Film bei Ihnen auslöst.
Stellen Sie besonders beeindruckende oder bewegende Szenen kurz vor.**

- abgeklärte Schilderung des körperlichen Zustandes
- die Sachlichkeit beim Vorbereitungsgespräch am Abend vor der Begleitung
- Übereinstimmung des Paares beim Resümee des Lebens
- Das Ehepaar lässt sich bei ihrem Sterben filmen
  - ➢ Warum?
  - ➢ Warum steht das online?
- Bewusste Entscheidung (zwei Mal Nachfrage, ob sie wirklich sterben wollen, und der Hinweis, wenn die Infusion läuft, werden sie sterben)
- Planung: kleines Handkreuz, Kette mit Kreuzanhänger → Vorbereitung auf den Tod
- schon seit zwei Jahren registriert → haben sich offenbar schon früh mit dem assistierten Suizid auseinandergesetzt und an entsprechende Organisation gewandt
- Absolute Überzeugung beider Personen wird verbal geäußert und deutlich durch das sofortige Aufdrehen der Schlauchklemme am Infusionssystem
- gemeinsames Handhalten des Ehepaares
- geht schnell (nur 30 Sekunden)
- In Würde sterben können (Kameraführung sehr dezent, mit Abstand)
- Wie ein Tier beim Tierarzt
- Ärztin, die die Infusion angelegt hat und klare Anweisungen gibt
  - ➢ gelassen, tröstend, begleitend, weiß genau, was sie tut
  - ➢ ganz fokussiert auf die Sterbenden
- Frage, ob das wirklich schmerzfrei ist

**2. Schreiben Sie eine Inhalts- und Ereignisangabe des Films.**

- Schilderung des Krankheitsbildes der Betroffenen
- Ablauf des Vorbereitungsgesprächs und der Formalia am Tag der Sterbehilfe
- Informationen zum Ablauf
- Nachfrage nach dem Namen, Geburtsdatum → Überprüfung des Bewusstseins
- Hinweis, dass auch noch nach dem Beginn der Infusion abgebrochen werden kann
- Beide Personen öffnen eigenständig die Infusionsklemme → Selbsttötung
- Der Tod tritt sehr schnell ein. Der Mann gähnt und wirkt entspannt.
- Erledigung aller Formalitäten mit der Polizei

**3. Schreiben Sie auf, welche Fragen Sie haben, nachdem Sie den Film gesehen haben.**

- Woran sterben die beiden eigentlich?
- Frage nach Legalität
- Welches Medikament wird infundiert?
- Warum lässt sich das Ehepaar filmen?
- Was ist mit den anderen anwesenden Personen? Was macht die Situation mit ihnen?
- Warum müssen Polizei und Staatsanwaltschaft benachrichtigt werden?

## M 7 Regelungen zur Sterbehilfe in Europa

Die nachfolgende Tabelle gibt eine Übersicht über die Regelungen zur Sterbehilfe in den einzelnen europäischen Staaten. Bis auf Holland, Belgien, Spanien und Luxemburg haben alle Staaten die aktive Sterbehilfe unter Strafe gestellt. Auch die Beihilfe zum Suizid, welche in Deutschland straffrei ist, ist in vielen europäischen Ländern nicht legal.

| **Land** | **Aktive Sterbehilfe (Tötung auf Verlangen)** | **Beihilfe zur Selbsttötung (assistierter Suizid)** | **Indirekte Sterbehilfe (Lebensverkürzung durch palliative Therapie)** | **Passive Sterbehilfe (sterben lassen)** | **Aktualisierung** |
|---|---|---|---|---|---|
| *Belgien* | legal (seit 2002) | legal | legal | legal | 2015 |
| *Dänemark* | verboten | verboten | keine näheren Angaben | legal | 2015 |
| *Deutschland* | verboten (bis zu 5 Jahren Haft) | legal, bei Ärzten weitere Einschränkungen durch das Standesrecht | legal, wenn Willensäußerung des Patienten oder gültige Patientenverfügung vorliegt | legal, wenn Willensäußerung des Patienten oder gültige Patientenverfügung vorliegt | 2020 |
| *Finnland* | verboten | keine näheren Angaben | legal | legal | 2015 |
| *Frankreich* | verboten (gleichgesetzt mit fahrlässiger Tötung, bis zu 5 Jahre Haft) | verboten | legal, wenn Willensäußerung des Patienten oder gültige Patientenverfügung vorliegt | legal, wenn Willensäußerung des Patienten oder gültige Patientenverfügung vorliegt | 2015 |
| *Griechenland* | verboten (gleichgesetzt mit Mord) | verboten | legal, wenn Willensäußerung des Patienten oder gültige Patientenverfügung vorliegt | keine näheren Angaben | 2015 |
| *Großbritannien* | verboten (gleichgesetzt mit Mord) | verboten | legal | keine näheren Angaben | 2015 |
| *Italien* | verboten | keine näheren Angaben | rechtlich unklar | keine näheren Angaben | 2015 |
| *Irland* | verboten (bis zu 14 Jahren Haft) | verboten (bis zu 14 Jahren Haft) | legal, wenn Schmerzlinderung das primäre Ziel | legal, wenn Willensäußerung des Patienten oder gültige Patientenverfügung vorliegt | 2015 |
| *Luxemburg* | legal (seit 2009) | legal | legal | legal | 2015 |
| *Niederlande* | legal (seit 2002) | legal | legal, gilt als natürlicher Tod | legal, gilt als natürlicher Tod | 2015 |
| *Norwegen* | verboten | verboten | legal, wenn Willensäußerung des Patienten oder gültige Patientenverfügung vorliegt | rechtlich unklar | 2015 |
| *Österreich* | verboten (bis zu 5 Jahren Haft) | verboten (bis zu 5 Jahren Haft) | legal | legal, wenn Willensäußerung des Patienten oder gültige Patientenverfügung vorliegt | 2015 |
| *Polen* | verboten | verboten | verboten | verboten | 2015 |
| *Portugal* | verboten (bis zu 3 Jahren Haft) | verboten (bis zu 3 Jahren Haft) | keine näheren Angaben | keine näheren Angaben | 2015 |
| *Schweden* | verboten | legal, wenn Helfer eine Privatperson | legal, wenn Willensäußerung des Patienten oder gültige Patientenverfügung vorliegt | legal | 2015 |
| *Schweiz* | verboten | legal, soweit keine selbstsüchtigen Beweggründe vorliegen | legal | legal | 2015 |
| *Slowenien* | verboten (mindest. 5 Jahre Haft) | verboten (6 Monate bis zu 5 Jahren Haft) | keine näheren Angaben | legal, wenn Willensäußerung des Patienten oder gültige Patientenverfügung vorliegt | 2015 |
| *Spanien* | legal für Ärzte (seit 2020) | legal für Ärzte (seit 2020) | legal, wenn medizinisch korrekt durchgeführt | legal | 2021 |
| *Ungarn* | verboten | verboten | legal, wenn Willensäußerung des Patienten oder gültige Patientenverfügung vorliegt | rechtlich unklar | 2015 |

Stefan Grieser-Schmitz / www.cdl-rlp.de

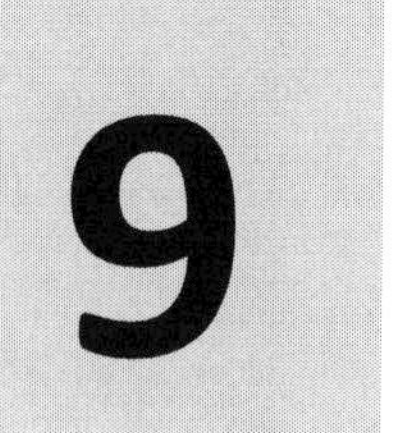

# Weitere Materialien und Unterrichtsvorschläge zur Bearbeitung und Erschließung im Unterricht

Die vorliegenden Materialien werden in den z.T. engen zeitlichen Rahmenbedingungen des BBS-Systems sicherlich nicht alle bearbeitet werden können. Auch im beruflichen Gymnasium steht nicht allzu viel Zeit zur Verfügung.

Bei dem emotional stark besetzten Thema Sterbehilfe ist es wichtig die Klasse/den Kurs gut zu kennen. Bei neuen Gruppen sollte man die Beispiele sorgsam auswählen und auf entsprechende Reaktionen achten.

## M 1: Was ist Sterbehilfe?

Die Materialien (**a–e**) sind als arbeitsteilige Gruppenarbeit konzipiert. Dieser Modus kann natürlich durch entsprechende Veränderung der Blätter in arbeitsgleiche Form verändert werden.

Es wäre auch denkbar in leistungsstarken Klassen die allgemeine Definition zu entfernen und nach Bearbeitung der verschiedenen Arten eine allgemeine Definition, die alle Arten beinhaltet, von der Gruppe erstellen zu lassen.

Als **Alternative zur Textarbeit** oder als Einstieg in die Problematik eignet sich der kurze **Filmbeitrag »Von der Freiheit zu sterben – Sterbehilfe oder Pflicht zu leben«**. Es ist die Folge 25 der Reihe »Let's Denk«, die auf Youtube aufgerufen und abgespielt werden kann. Der Filmbeitrag (9:55 Min.) kann nach einer intensiven Textarbeitsphase indiziert sein, wenn die Bereitschaft, sich auf Arbeitsblätter einzulassen, gegen Null tendiert. Die Art der Darstellung und die Sprechweise sind sicher nicht jedermanns Sache, dennoch wird das Problem Sterbehilfe differenziert dargestellt. Sowohl die verschiedenen Arten der Sterbehilfe als auch die juristische Situation werden angesprochen. Ebenso grundsätzliche ethische Fragen, wie das Recht zu sterben oder die Pflicht zu leben.

Da die Wahrnehmung der Informationsmenge sicher nicht ganz einfach ist, sollten vorab Beobachtungsaufgaben formuliert werden wie z.B.:

1. Welche Arten der Sterbehilfe werden genannt?
2. Welche Art der Sterbehilfe ist bei uns erlaubt?
3. Gibt es Aussagen über die Häufigkeit der Anwendung?
4. Welche Probleme werden genannt?
5. Welche grundsätzlichen ethischen Probleme werden genannt?
6. Was ist die Botschaft des Clips? Formuliere diese in einem Satz.

Sicher ist es notwendig, den Beitrag nochmals anzusehen, um Lücken bei den Beobachtungsaufgaben zu schließen oder Ungereimtheiten, die sich in der Diskussion gezeigt haben, zu klären. Dabei muss evtl. die Pausetaste eingesetzt werden, um gerade bei schwächeren Klassen/Kursen die Informationsmenge zu verdauen.

Da der Clip keinen narrativen Charakter hat – es wird zwar gesprochen, aber keine Geschichte erzählt – dürfte sich das Interesse der Schüler*innen, sich erneut auf den Beitrag einzulassen, nur mäßig sein.

## M 2–M 6: Mit welchen Werkzeugen kann ich die Fragen der Sterbehilfe bearbeiten?

Nachdem besprochen ist, was Sterbehilfe ist und welche Gefahren und Vorteile mit ihr verbunden sind, ist es angezeigt, vertiefend nach Regeln und Normen zu suchen, die helfen können, bei diesem brisanten Thema Orientierung und Entscheidungssicherheit zu finden. Es geht nun im engeren Sinne um die ethische Diskussion. Dabei werden sowohl **christliche** als auch **philosophische Perspektiven** dargestellt.

Wie so oft wird sich auch hier die Komplexität und Ambivalenz der ethischen Entscheidungsfindung zeigen. Vertreter der gleichen ethischen Grundhaltung können zu verschiedenen Ergebnissen kommen. Ebenso können Vertreter von unterschiedlichen ethischen Positionen im Ergebnis übereinstimmen.

Bei der **Frage nach Regeln und Normen** (**M 2–M 6**) ist es sinnvoll, neben der christlichen Reflexion weitere ein bis zwei Denkansätze zu verfolgen.

Es würde sicherlich eine inhaltliche Überfrachtung darstellen, wollte man neben den christlichen Position(en) auch noch alle dargestellten ethisch-philosophischen Standpunkte ausführlich reflektieren. Da Sterbehilfe je vierfach (aktiv/passiv/indirekt/assistierter Suizid) bedacht werden muss, würde nicht nur der zeitliche Rahmen, sondern auch der Bogen der Motivation überspannt werden.

Denkbar wäre auch, Rollenkarten zu erstellen, die man aus den Pro-/Contraergebnissen ableiten kann, um damit eine moderierte Diskussion mit konträren Standpunkten durchzuführen.

## M 5: Der Utilitarismus

**Einstieg** mit einem kurzen **Filmbeitrag »Der Utilitarismus nach Bentham & Mill einfach erklärt«** (6:54 Min.). Es ist die Folge 5 der Reihe »Let's Denk«, die auf Youtube aufgerufen und abgespielt werden kann.

Der Utilitarismus nach Jeremy Bentham und John Stuart Mill ist neben Kants Kategorischem Imperativ eine der bedeutendsten Strömungen der Moralphilosophie unserer Zeit. Wie man das hedonistische Kalkül durchführt, was der naturalistische Fehlschluss ist, die Unterscheidung zwischen teleologisch und deontologischer Ethik, sowie Vor- und Nachteile des Utilitarismus wird in diesem Video dargestellt.

Man kann dieses Video benutzen, um in Klassen/Kursen mit höherem Bildungsniveau einen Einstieg zum Thema zu finden. Die Anforderungen an die Aufmerksamkeit, Sprachkompetenz und nicht zuletzt die Disziplin sind nicht unerheblich. Die Darstellung erfolgt im Modus einer Powerpointpräsentation mit Sprache unterlegt. Die Kürze der Darstellung und der Powerpointmodus stellen sicherlich ein Problem dar, das auch durch die positive Haltung der Schüler zum Medium Film nur partiell relativiert wird. In schwächeren Klassen sollte der Film daher nicht eingesetzt werden.

Wie bei allen Videos stellt sich auch hier das Problem der Sicherung. Beobachtungsaufträge und/oder eine vorab gegebene Beobachtungsliste, die in Stichworten auszufüllen ist, können helfen, dem Ziel näher zu kommen. Diese Liste sollte vor dem Ansehen des Films in Ruhe wahrgenommen werden können. Auch hier sollte man ein zweites Abspielen einplanen.

**Vorschlag zur Erstellung der Beobachtungsliste:**

- Wer hat den Utilitarismus erfunden?
- Was wollen Menschen erreichen?
- Wie nennt man das dem Utilitarismus zu Grunde liegende Prinzip?
- Welches Ziel verfolgt der Utilitarismus?
- Was ist der naturalistische Fehlschluss?
- Was ist die sogenannte Kosten-Nutzenrechnung?
- Was ist für den Utilitarismus unwichtig?
- Was sind die Vorteile?
- Kritikpunkte

**Weitere mögliche Arbeitsaufträge:**

- Fasse die Kerngedanken im Ansatz Martha C. Nussbaums mit eigenen Worten zusammen.
- Erarbeite – auch mithilfe des Internets – wesentliche Unterschiede zwischen einem utilitaristischen Ansatz und dem Martha C. Nussbaums.

## M 7: Bilderfolge zum Thema »Sterbehilfe«

Die Bilderfolge eröffnet die Möglichkeit, auch in leistungsschwächeren Klassen das Thema zu bearbeiten. Inwiefern Fachwissen eingebracht werden kann, muss von Fall zu Fall entschieden werden. Natürlich eignet sich eine Bildergeschichte grundsätzlich auch als Einstieg für die meisten Klassen. Die Präsentation der mit Schüler*innentexten versehenen Bildreihe und die nach Schülermeinung geordnete Reihenfolge der Bilder, kann wertvolle Hinweise über das vorhandene Grundwissen und vorhandene Vorurteile geben und damit die nötige Unterrichtsplanung optimieren helfen.

Bei diesem komplexen und emotional besetzten Thema wäre es unrealistisch, die *eine* Lösung anstreben zu wollen. Dies kann auch für Schüler*innen eine wichtige grundsätzliche Einsicht sein. Vielleicht ergibt sich als Diskussionsergebnis eine relativ strikte Regelung mit einer Öffnung für Einzelfallprüfungen.

## M 8–9: Die Bundestagsdebatte 2015 / Glossar Suizidassistenz 2021

Darf man todkranken Menschen beim Sterben helfen? Diese Frage debattierte der Bundestag im November 2015. Die Diskussion ging über vier Stunden, einige Abgeordnete waren bei diesem Thema emotional stark beteiligt.

Der Filmbeitrag »Bundestagsdebatte zur Regelung der Sterbebegleitung« ist geeignet, die Erarbeitung der verschiedenen Positionen vorzubereiten:

https://www.youtube.com/watch?v=l5jHSuH4TzA

Da bei diesem Thema kein Fraktionszwang bestand, lassen sich die verschiedenen Positionen keinen Parteien zuordnen. Die Zahl der Unterstützer reichte von 35 bis 210. Alle Abgeordneten unterstützen eine Ausweitung der Hospizeinrichtungen und die Palliativmedizin.

Die Schülerinnen und Schüler teilen sich in 4 Gruppen auf und bearbeiten je eine politische Position. Folgende **Aufgaben** sind denkbar:

1. Diskutiert in arbeitsteiligen Gruppen die einzelnen politischen Positionen.
2. Fasst eure Ergebnisse auf einem DIN A3-Plakat zusammen und benennt auch die Risiken der jeweiligen Position.
3. Präsentiert eure Ergebnisse und hängt die Plakate auf.
4. Positioniert euch abschließend vor dem Plakat, das eurer Meinung am nächsten kommt und begründet eure Entscheidung.

**M 9** Glossar Suizidassistenz 2021 (Deutscher Hospiz- und PalliativVerband e.V.)

## M 10–13: TV-Film »Gott« nach dem Theaterstück von Ferdinand von Schirach

### Didaktisch-methodischer Kommentar

Es gibt keine allgemeingültige Antwort auf die Frage, ob Sterbehilfe gesetzlich legitimiert sein sollte, sondern nur verschiedene (begründete) Positionen. Um dies wahrzunehmen bietet es sich an, dass die Schülerinnen und Schüler selbst Stellung zu dieser Frage beziehen und ihre Haltung begründen. So werden sie in ihrer Argumentations- und Urteilskompetenz gefördert. Hierfür ist eine Progression angedacht: zunächst eine erste spontane Meinungsäußerung, dann eine Podiumsdiskussion aus Sicht der verschiedenen Rollen und gegebenenfalls das Verfassen eines Briefes aus Sicht des Antragstellers, bevor am Ende ein philosophischer Essay oder eine Erörterung zum Thema geschrieben wird. In der Oberstufe sollten philosophische Positionen eingebunden werden, wie beispielsweise der klassische Utilitarismus oder die Ethik Kants. Konkret auf den Film bezogen, kann die Perspektive der Stellvertreter-Figuren innerhalb des Films diskutiert werden. Es gibt verschiedene, durchaus konträre Stimmen, innerhalb der Kirchen (**M 2** »Christliche Positionen«) respektive der Ärzteschaft (s. Material im Anhang, **M 11–13**).

- U-Material Offener Brief zu »Gott von Ferdinand von Schirach« (**M 11**).
- U-Material Pro und Contra zu von Schirachs »Gott« (**M 12**).

### Unterrichtsablauf

Als Vorbereitung für den Film dienen Unterrichtsgespräche und Gruppenarbeiten mit Präsentationen zur Vermittlung von Grundlagenwissen zum Thema »Sterbehilfe«.

a) Tauschen Sie sich im Plenum darüber aus, was Sie bereits über Sterbehilfe wissen (**M 6**).
b) Sollten Menschen Sterbehilfe in Anspruch nehmen können? Beziehen Sie dazu Stellung und notieren Sie Ihre Meinung mit Begründungen.
c) Teilen Sie sich in vier Gruppen ein, die schwerpunktmäßig an je einem der folgenden Themen arbeiten werden:
   - Haltung ausgewählter Religionen zur Sterbehilfe
   - gesetzliche Regelung zur Sterbehilfe in Deutschland
   - gesetzliche Regelung zur Sterbehilfe in anderen Ländern
   - Perspektiven von Patient:innen und ärztlichem Fachpersonal auf die Sterbehilfe

Es ist sinnvoll, im Rahmen dieser Einheit mit dem »Glossar für die Diskussion zur Suizidassistenz« der Deutschen PalliativStiftung (s. Anhang **M 9**) zu arbeiten, da dieses Glossar auf einer DIN A4-Seite alle relevanten Begriffe im Zusammenhang mit dem Thema »Sterbehilfe« anschaulich darstellt.

Um die Aufmerksamkeit auf das Gruppenthema während des Films zu fokussieren, bekommen die Schüler:innen Beobachtungsaufgaben:

d) Während des Films machen Sie sich Notizen zu dem Schwerpunkt Ihres Gruppenthemas.
e) Nach drei Minuten wird im Film gefragt: »Soll ein Mensch, wie Herr Gärtner, einen Anspruch darauf haben, dass ihm Ärzte dabei helfen, sein Leben zu beenden?«. An dieser Stelle sollte der Film angehalten und mit der »Daumenprobe« ein persönliches Stimmungsbild der Lerngruppen eingeholt werden bevor der Film weitergeht. (Daumen hoch: ja; Daumen gesenkt: nein; Daumen waagerecht: unentschieden)
   Am Ende des Films kommt es zur Unterbrechung der Sitzung und zur Abstimmung, die nicht gezeigt wird. Diese Unterbrechung wird zur Abstimmung in der Lerngruppe genutzt.
f) Stimmen Sie in Ihrer Klasse ab: Wer ist dafür, dass Menschen wie Herr Gärtner, einen Anspruch darauf haben, dass ihm Ärzte dabei helfen, sein Leben zu beenden? Vergleichen Sie das Resultat mit dem Ergebnis aus der Daumenprobe. Erklären Sie mögliche Abweichungen.
   Zur Ergebnissicherung wird die Gruppenarbeit vom Stundenbeginn weitergeführt.
h) Finden Sie sich in den Gruppen aus Aufgabe c) zusammen und vergleichen Sie Ihre Ergebnisse. Erweitern Sie sie durch eine vertiefende Recherche.

Dafür können Unterrichtsmaterialien und folgende Links benutzt werden:

- Haltung ausgewählter Religionen zur Sterbehilfe:
  1. Religionen-entdecken.de: Sterbehilfe in der Gesellschaft
  2. bpb.de: Sterbehilfe im Judentum
  3. bpb.de: Sterbehilfe – Das sagt der Islam
- Gesetzliche Regelung zur Sterbehilfe in Deutschland:
  1. quarks.de: Sterbehilfe – Deshalb ist die Rechtslage so verwirrend
  2. bpb.de: Paragraf 217
  3. bpb.de: Schwerpunkt Sterbehilfe
- Gesetzliche Regelung zur Sterbehilfe in anderen Ländern:
  1. dhgs.de: Blick über die Grenzen
  2. bpb.de: Infografik Sterbehilfe
- Perspektiven von Patient/-innen und ärztlichem Fachpersonal auf die Sterbehilfe
  1. süddeutsche.de: Bekannte Fälle von Sterbefälle
  2. tagesspiegel.de: Sterbehilfe-Prozess in Berlin
  3. aerztekammer-bw.de: Sterbehilfe
  4. Homepage der Universität Witten/Herdecke: Sterbehilfe: Befragung beleuchtet Haltung und Praxis bei medizinischem Personal in Deutschland

i) Stellen Sie Ihr Thema in Form einer Gruppenpräsentation vor. Als Vertiefung können Aufgaben je nach Niveaukonkretisierung für eine Einzelarbeit als didaktische Reserve oder als Hausaufgabe gestellt werden:

Für die Sekundarstufe I:

j) Schreibt als Herr Gärtner einen Brief an eure Familie. Erklärt eure Haltung in Bezug auf die getroffene Entscheidung und euer Leben.

Für die gymnasiale Oberstufe:

k) Schreiben Sie einen philosophischen Essay zu einer der zentralen Fragen des Films:
   - Halten Sie es für richtig, falls Herr Gärtner Natrium-Pentobarbital bekäme?
   - Halten Sie es für richtig, einem Menschen ohne chronische Schmerzen ein tödliches Medikament zu geben? (Quelle: Bundeszentrale für politische Bildung, www.kinofenster.de/download/gott-fh.pdf)

Während die Politiker:innen in Deutschland seit Jahren über die aktive Sterbehilfe diskutieren, scheint sich die Bevölkerung bei diesem Thema relativ einig zu sein. Aus einer repräsentativen Umfrage von infratest dimap vom 25.02.2020 im Auftrag von Report Mainz (ZDF) geht hervor, dass mehr als zwei Drittel der Befragten (67%) den geltenden Strafrechtsparagrafen 217 ablehnen. Über vier Fünftel der Bevölkerung, nämlich 81 Prozent, befürworten ausdrücklich, dass es Mediziner:innen erlaubt sein sollte, Schwerstkranke beim Suizid zu unterstützen. Das ist eine deutliche Zunahme gegenüber einer früheren Befragung: 2012 hatten dieselbe Frage nur 76 Prozent bejaht.

Jeder Mensch kann, soll und muss sich letztlich eine eigene Meinung zum Thema »Sterbehilfe« bilden. Dies jedoch nur dann adäquat möglich, wenn eine angemessene Aufklärung zu Grunde liegt.

## M 14: Entscheidung des Bundesverwaltungsgerichts bei extremen Ausnahmefällen

Das Bundesverwaltungsgericht hat am 2. März 2017 entschieden, dass ein Zugang zu einem Betäubungsmittel, welches eine schmerzlose Selbsttötung ermöglicht, in extremen Ausnahmesituationen nicht verwehrt werden darf.

- Bundesgesundheitsminister Jens Spahn (CDU) hat allerdings die zuständige Behörde angewiesen, den Anträgen der Erkrankten auf Zuteilung des Medikaments nicht stattzugeben.

Hilfreich bei der Bearbeitung des Materials können auch Zeitungsartikel sein, die aufgrund des Entscheids erschienen sind, z.B.:

➢ »Bundesverwaltungsgericht: Sterbehilfe ausnahmsweise zulässig« – www.swr.de

➢ »Sterbehilfe: Sterbehilfe kann im Extremfall möglich sein« – www.zeit.de

- Sterbehilfe: Mein Recht auf Gift – (Markus Sehl, Die Zeit, 10.04.2019)
- Wie Sterbebegleiter zu Straftätern werden – (Dr. Alexandra Windsberger 28.10.2020)

Die Entscheidung des Bundesverwaltungsgerichts siehe S. 60.

**Entscheidung des Bundesverwaltungsgerichts zum Betäubungsmittelgesetz (verkündet am 2. März 2017).**

Rechtsquellen:
BtMG § 3 Abs. 1, § 4 Abs. 1 Nr. 3 Buchst. a, § 5 Abs. 1 Nr. 6, § 13 Abs. 1
GG Art. 1 Abs. 1, Art. 2 Abs. 1 und 2
EMRK Art. 8

**Erlaubnis zum Erwerb einer tödlichen Dosis Natrium-Pentobarbital zur Selbsttötung**

**Leitsätze:**

1. Der Erwerb eines Betäubungsmittels zum Zweck der Selbsttötung ist grundsätzlich nicht erlaubnisfähig.

2. Das allgemeine Persönlichkeitsrecht aus Art. 2 Abs. 1 i.V.m. Art. 1 Abs. 1 GG umfasst auch das Recht eines schwer und unheilbar kranken Menschen, zu entscheiden, wie und zu welchem Zeitpunkt sein Leben enden soll, vorausgesetzt, er kann seinen Willen frei bilden und entsprechend handeln.

3. Im Hinblick auf dieses Grundrecht ist § 5 Abs. 1 Nr. 6 BtMG dahin auszulegen, dass der Erwerb eines Betäubungsmittels für eine Selbsttötung mit dem Zweck des Gesetzes ausnahmsweise vereinbar ist, wenn sich der suizidwillige Erwerber wegen einer schweren und unheilbaren Erkrankung in einer extremen Notlage befindet.

4. Eine extreme Notlage ist gegeben, wenn – erstens – die schwere und unheilbare Erkrankung mit gravierenden körperlichen Leiden, insbesondere starken Schmerzen verbunden ist, die bei dem Betroffenen zu einem unerträglichen Leidensdruck führen und nicht ausreichend gelindert werden können, – zweitens – der Betroffene entscheidungsfähig ist und sich frei und ernsthaft entschieden hat, sein Leben beenden zu wollen und ihm – drittens – eine andere zumutbare Möglichkeit zur Verwirklichung des Sterbewunsches nicht zur Verfügung steht.

Urteil des 3. Senats vom 2. März 2017 – BVerwG 3 C 19.15
I. VG Köln vom 13. Mai 2014
Az: VG 7 K 254/13
II. OVG Münster vom 19. August 2015
Az: OVG 13 A 1299/14

## M 1a Was ist Sterbehilfe?

**Allgemeine Definition:**
»Sterbehilfe bedeutet im heutigen Sprachgebrauch, den Tod eines Menschen durch fachkundige Behandlungen herbeizuführen oder zu erleichtern oder nicht aufzuhalten.« (Schwendemann 2011, S. 51).

### Aktive Sterbehilfe

**Definition:**
Von aktiver Sterbehilfe ist die Rede, wenn das »Leben eines Patienten (...) durch einen aktiven, nicht einer Behandlung dienenden Eingriff, (...) gezielt verkürzt [wird], um weiteres Leiden zu ersparen.« (Marquard, Ethik in der Medizin – Eine Einführung in die evangelische Sozialethik, 2007, S. 186). Ein anderer Begriff für aktive Sterbehilfe ist der der Tötung auf Verlangen (vgl. Platow 2010, S. 34). Diese Bezeichnung deutet auf die rechtlich relevanten Merkmale der aktiven Sterbehilfe hin, welche sind: Ein Sterbewilliger äußert seine Absicht ernstlich und ausdrücklich und bestimmt eine andere Person zur Ausführung der aktiven Sterbehilfe. Darüber hinaus muss die betreffende Person in Eigeninitiative mit ihrem Wunsch an einen Arzt herantreten und diesen über einen längeren Zeitraum hinweg äußern.
Bei der Durchführung aktiver Sterbehilfe wird dem Sterbewilligen in der Regel intravenös eine hoch dosierte Medikamentenmischung zugeführt, die kreislauf- und atemdepressiv wirkt. Nach kurzer Zeit kommt es zu einer tiefen Bewusstlosigkeit und schließlich zum Herzstillstand. Gleichzeitig sorgt ein Muskelrelaxans dafür, dass ein Atemstillstand eintritt. Durch die Herbeiführung der Bewusstlosigkeit spürt der Sterbewillige im Sterben von beidem nichts (vgl. Frieß 2010, S. 22).

**Rechtliche Situation:**
Die rechtliche Situation ist eindeutig. Die Durchführung ist ebenso wie der Versuch strafbar. Da der Tod durch den Patienten ausdrücklich gewünscht ist, wirkt dies strafmildernd. Der Zustand des Patienten wird dabei nicht berücksichtigt.

**Aufgaben:**

1. Erläutere in eigenen Worten die aktive Sterbehilfe (Präsentation).
2. Darf ein Mensch über seinen Körper selbst bestimmen (Kriterien)?
3. In welchen anderen Fällen ist das Selbstbestimmungsrecht des Menschen berührt?
   Vergleiche diese mit der aktiven Sterbehilfe.
4. Reflektiere die Situation des Arztes (Hippokratischer Eid, Genfer Deklaration): **M 1e**
5. Welche Gefahren/Vorteile beinhaltet eine liberale Regelung?

**Linktipp:**
Aktive Sterbehilfe – Zwischen Selbstbestimmung und Selbstverständnis (SO und So gesehen, 02.06.2014, 5:59 Min.) https://www.youtube.com/watch?v=iPGjNmkE7nw

**M 1b**

## Was ist Sterbehilfe?

**Allgemeine Definition:**
»Sterbehilfe bedeutet im heutigen Sprachgebrauch, den Tod eines Menschen durch fachkundige Behandlungen herbeizuführen oder zu erleichtern oder nicht aufzuhalten.« (Schwendemann 2011, S. 51).

### Passive Sterbehilfe

**Definition:**
Bei der passiven Sterbehilfe werden lebenserhaltende Maßnahmen nicht begonnen oder abgebrochen, z.B. die künstliche Beatmung. Auch die Nichtverabreichung von Antibiotika gehört zu dieser Form der Sterbehilfe. Infektionen können so schneller zum Tod eines Patienten führen.
Das aktive Abschalten von Geräten scheint dem Begriff der passiven Sterbehilfe zu widersprechen, jedoch geht es letztlich um das Verhalten zur Grunderkrankung. Dem Sterbeprozess wird sein natürlicher Lauf gelassen. Dieser passiven Haltung geht jedoch eine sehr aktive Auseinandersetzung des Behandelnden mit der Frage, ob es angezeigt ist, die Therapie zu beenden oder eine Therapie gar nicht erst zu beginnen, voraus.

**Rechtliche Situation:**
Grundsätzlich ist das Sterbenlassen von Patienten durch Unterlassen von Hilfeleistungen in Deutschland strafbar. Unter bestimmten Voraussetzungen ist die passive Sterbehilfe jedoch erlaubt oder sogar geboten. Wenn der Patient die Hilfen, wie künstliche Ernährung, ablehnt oder der Tod unmittelbar bevorsteht, ist die passive Sterbehilfe erlaubt. Wird der Patient gegen seinen Willen behandelt, handelt es sich um einen rechtswidrigen Eingriff in das Selbstbestimmungsrecht des Patienten (vgl. Frieß 2010, S. 34ff).
In der ärztlichen Praxis stoßen sehr häufig die unterschiedlichen Meinungen aufeinander. Ist die eingetretene Verschlechterung eine sekundäre Erkrankung, die man behandeln sollte, oder ist sie Teil der Grunderkrankung und damit unter Umständen Anlass, die Geräte abzuschalten? Diese Diskussionen sind für alle Beteiligten sehr belastend. Auch die Feststellung des Patientenwillens ist oft nicht leicht möglich. Evtl. ist die schriftliche Absichtserklärung nicht eindeutig oder schon mehrere Jahre alt oder Angehörige machen widersprüchliche Angaben zum Patientenwillen. Wenn zwischen Arzt und Betreuer/Angehörigen keine Einigung erzielt werden kann, muss eine gerichtliche Klärung erwirkt werden.

**Aufgaben:**

1. Erläutere in eigenen Worten die passive Sterbehilfe (Präsentation).
2. Darf ein Mensch über seinen Körper selbst bestimmen (Kriterien)?
3. In welchen anderen Fällen ist das Selbstbestimmungsrecht des Menschen berührt? Vergleiche diese mit der passiven Sterbehilfe.
4. Reflektiere die Situation des Arztes (Hippokratischer Eid, Genfer Deklaration **M 1e**) und der Angehörigen.
5. Welche Gefahren/Vorteile beinhaltet die bestehende Regelung?

**M 1c**

# Was ist Sterbehilfe?

**Allgemeine Definition:**
»Sterbehilfe bedeutet im heutigen Sprachgebrauch, den Tod eines Menschen durch fachkundige Behandlungen herbeizuführen oder zu erleichtern oder nicht aufzuhalten.« (Schwendemann 2011, S. 51).

## Indirekte Sterbehilfe

**Definition:**
Die indirekte Sterbehilfe bildet gemeinsam mit der passiven Sterbehilfe die am häufigsten praktizierte Form in Deutschland. Sie ist weitgehend akzeptiert.
In der letzten Phase einer tödlich verlaufenden Erkrankung kann es neben großen Schmerzen zu Angst- und Unruhezuständen bei den betroffenen Patienten kommen, die das Sterben belasten. Ihnen kann mit schmerzlindernden und sedierenden Medikamenten begegnet werden. Entscheidend ist dabei – vor allem auch im Hinblick auf die Unterscheidung zur aktiven Sterbehilfe – dass die Beschleunigung des Todeseintrittes eine ungewollte Nebenwirkung der Medikamentengabe darstellt. Auch wenn der Patient nicht ausschließlich an den Folgen der Grunderkrankung stirbt, sondern die medikamentöse Behandlung im Sinne eines ›double effect‹ dazu beiträgt, liegt die Intention nicht darin, den Tod des Menschen schneller herbeizuführen, sondern sein Leiden bis zum unvermeidlichen Todeseintritt zu lindern (vgl. Frieß 2010, S. 19f).

**Rechtliche Situation:**
»Wünscht der Patient ein möglichst schmerzfreies Sterben, so ist dieser Wunsch höher zu bewerten als eine Verlängerung der Lebenszeit bei schweren Schmerzen. Die subjektive Lebensqualität des Patienten im Hinblick auf seine Rest-Lebenszeit ist einer objektiven Lebensdauer übergeordnet.« (Marquard 2007, S. 187).
Die Verweigerung einer adäquaten Schmerztherapie kann strafrechtlich als unterlassene Hilfeleistung oder Körperverletzung geahndet werden (vgl. Schwendemann 2011, S. 52).
Die Höhe der Dosierung stellt ein Problem dar, da dadurch die Grenze zur aktiven Sterbehilfe berührt wird. Die Überschreitung dieser Grenze ist im konkreten Fall vielfach jedoch schwer auszuschließen oder nachzuweisen (vgl. Frieß 2010, S. 37).

**Aufgaben:**

1. Erläutere in eigenen Worten die indirekte Sterbehilfe (Präsentation).
2. Darf ein Mensch über seinen Körper selbst bestimmen (Kriterien)?
3. In welchen anderen Fällen ist das Selbstbestimmungsrecht des Menschen berührt?
   Vergleiche diese mit der indirekten Sterbehilfe.
4. Reflektiere die Situation des Arztes (Hippokratischer Eid, Genfer Deklaration **M 1e**) und der Angehörigen.
5. Welche Gefahren/Vorteile beinhaltet die bestehende Regelung?

## M 1d Was ist Sterbehilfe?

**Allgemeine Definition:**
»Sterbehilfe bedeutet im heutigen Sprachgebrauch, den Tod eines Menschen durch fachkundige Behandlungen herbeizuführen oder zu erleichtern oder nicht aufzuhalten.« (Schwendemann 2011, S. 51).

### Medizinisch-assistierter Suizid

**Definition:**
Der Begriff des assistierten Suizids oder auch der Beihilfe zur Selbsttötung bzw. Freitodbegleitung bezeichnet die »Mitwirkung bei der Selbsttötung eines erwachsenen, zurechnungsfähigen Menschen, vor allem durch die Verschaffung tödlich wirkender Medikamente, die Nichtverhinderung des suizidalen Aktes, aber auch das Unterlassen einer Behandlung des Suizidenten.« (Marquard 2007, S. 186).
Gemeint ist also die Übergabe einer tödlichen Medikamentenmischung bzw. eines tödlichen Giftes an den Sterbewilligen. Entscheidend ist in der Unterscheidung zur aktiven Sterbehilfe, dass der Patient das den Tod herbeiführende Mittel selbst zu sich nimmt und nicht von einer anderen Person verabreicht bekommt (vgl. Platow 2010, S. 43). Die über Tod oder Leben entscheidende letzte Handlung führt hier also der Sterbewillige selbst aus. Dieser hat bis zum Schluss die uneingeschränkte Entscheidungsmacht, ob er den letzten Schritt gehen möchte oder nicht, während er diese bei der aktiven Sterbehilfe aus der Hand gibt (vgl. Frieß 2010, S. 22f).

**Rechtliche Situation:**
Medizinisch-assistierter Suizid bleibt in Deutschland straflos. Es bestehen jedoch Strafbarkeitsrisiken (vgl. Marquard 2007, S. 187). Da Suizid in Deutschland keinen Straftatbestand darstellt, ist folgerichtig auch die Beihilfe zum Suizid keiner (vgl. Frieß 2010, S. 43). Straffrei ist die Teilnahme an einem Suizid aber nur dann, wenn »der Lebensmüde allein die Tatherrschaft über das ganze Geschehen hat, das letztlich zum Tode führt. Sobald die entscheidende Tatherrschaft beim Helfer liegt, macht sich dieser strafbar.« (Frieß 2010, S. 43).
Trotz strafrechtlicher Unbedenklichkeit gibt es in Deutschland keine den europäischen Nachbarländern vergleichbare Praxis des medizinisch-assistierten Suizids (vgl. Frieß 2010, S. 43). Das liegt vor allem an den Strafbarkeitsrisiken für den behandelnden Arzt, denn dieser bleibt dem Patienten gegenüber hilfspflichtig, auch wenn dieser aus freien Stücken Hand an sich gelegt hat (vgl. Marquard 2007, S. 187; Marquard 2014, S. 54ff). Für das Strafrecht erwächst aus der gegenwärtigen Rechtslage ein besonderes Folgeproblem. Ärzt:innen und Angehörige, die Sterbewillige begleiten, können zwar aktuell nicht mehr wegen § 217 StGB bestraft werden, riskieren aber nach der vorherrschenden Rechtsprechung des Bundesgerichtshofs (BGH) eine Strafbarkeit wegen Tötung durch Unterlassen. Aktuell wären sie verpflichtet, nach Eintritt der Bewusstlosigkeit des Suizidenten sofortige Rettungsmaßnahmen einzuleiten. Umstritten ist daneben, ob einem Suizidenten die Erlaubnis zum Besitz und Erwerb von Betäubungsmitteln zum Zwecke des Suizids ausnahmsweise erteilt werden darf. Das hat das Bundesverwaltungsgericht (BVerwG) in Leipzig am 02.03.2017 entschieden (Urt. v. 02.03.2017, Az. 3 C 19.15).

**Aufgaben:**

1. Erläutere in eigenen Worten den medizinisch-assistierten Suizid (Präsentation).
2. Darf ein Mensch über seinen Körper selbst bestimmen (Kriterien)?
3. In welchen anderen Fällen ist das Selbstbestimmungsrecht des Menschen berührt? Vergleiche diese mit der indirekten Sterbehilfe.
4. Reflektiere die Situation des Arztes (Hippokratischer Eid, Genfer Deklaration): **M 1e**
5. Welche Gefahren/Vorteile beinhaltet die bestehende Regelung?
6. Vergleichen Sie die Rechtslage von 2015 mit der von 2020.

M 1e

# Hippokratischer Eid / Genfer Ärztegelöbnis

## Der hippokratische Eid

Ich schwöre bei Appollon dem Arzt und Asklepios und Hygieia und Panakeia und allen Göttern und Göttinnen, indem ich sie zu Zeugen rufe, dass ich nach meinem Vermögen und Urteil diesen Eid und diese Vereinbarung erfüllen werde:
Den, der mich diese Kunst gelehrt hat, gleichzuachten meinen Eltern und ihm an dem Lebensunterhalt Gemeinschaft zu geben und ihn Anteil nehmen zu lassen an dem Lebensnotwendigen, wenn er dessen bedarf, und das Geschlecht, das von ihm stammt, meinen männlichen Geschwistern gleichzustellen und sie diese Kunst zu lehren, wenn es ihr Wunsch ist, sie zu erlernen ohne Entgelt und Vereinbarung und an Rat und Vortrag und jeder sonstigen Belehrung teilnehmen zu lassen meine und meines Lehrers Söhne sowie diejenigen Schüler, die durch Vereinbarung gebunden und vereidigt sind nach ärztlichem Brauch, jedoch keinen anderen.
Die Verordnungen werde ich treffen zum Nutzen der Kranken nach meinem Vermögen und Urteil, mich davon fernhalten, Verordnungen zu treffen zu verderblichem Schaden und Unrecht. Ich werde niemandem, auch auf eine Bitte nicht, ein tödlich wirkendes Gift geben und auch keinen Rat dazu erteilen; gleicherweise werde ich keiner Frau ein fruchtabtreibendes Zäpfchen geben: Heilig und fromm werde ich mein Leben bewahren und meine Kunst.
Ich werde niemals Kranke schneiden, die an Blasenstein leiden, sondern dies den Männern überlassen, die dies Gewerbe versehen.
In welches Haus immer ich eintrete, eintreten werde ich zum Nutzen des Kranken, frei von jedem willkürlichen Unrecht und jeder Schädigung und den Werken der Lust an den Leibern von Frauen und Männern, Freien und Sklaven.
Was immer ich sehe und höre, bei der Behandlung oder außerhalb der Behandlung, im Leben der Menschen, so werde ich von dem, was niemals nach draußen ausgeplaudert werden soll, schweigen, indem ich alles Derartige als solches betrachte, das nicht ausgesprochen werden darf.
Wenn ich nun diesen Eid erfülle und nicht breche, so möge mir im Leben und in der Kunst Erfolg beschieden sein, dazu Ruhm unter allen Menschen für alle Zeit; wenn ich ihn übertrete und meineidig werde, dessen Gegenteil.

https://www.aerztekammer-bw.de/10aerzte/40merkblaetter/20recht/10gesetze/hippoeid.pdf

## Genfer Ärztegelöbnis

WELTÄRZTEBUND
**DEKLARATION VON GENF**
verabschiedet von der
2. Generalversammlung des Weltärztebundes
Genf, Schweiz, September 1948 und revidiert von der
22. Generalversammlung des Weltärztebundes
Sydney, Australien, August 1968 und revidiert von der
35. Generalversammlung des Weltärztebundes
in Venedig, Italien, Oktober 1983 und revidiert von der
46. Generalversammlung des Weltärztebundes
Stockholm, Schweden, September 1994
und sprachlich überarbeitet auf der 170. Vorstandssitzung, Divonne-les-Bains, Frankreich,
Mai 2005 und auf der 173. Vorstandssitzung, Divonne-les-Bains, Frankreich, Mai 2006

GELÖBNIS:
Bei meiner Aufnahme in den ärztlichen Beruf gelobe ich feierlich:
Ich werde mein Leben
in den Dienst der Menschlichkeit stellen.
Ich werde meinen Lehrerinnen und Lehrern die ihnen gebührende Achtung und Dankbarkeit erweisen.
Ich werde meinen Beruf nach bestem Gewissen und mit Würde ausüben.
Die Gesundheit meiner Patientin oder meines Patienten wird mein oberstes Anliegen sein.
Ich werde die mir anvertrauten Geheimnisse auch über den Tod der Patientin oder des Patienten hinaus wahren.
Ich werde mit allen in meiner Macht stehenden Mitteln die Ehre und die edlen Traditionen des ärztlichen Berufes aufrechterhalten.
Meine Kolleginnen und Kollegen werden meine Schwestern und Brüder sein.
Ich werde mich bei der Erfüllung meiner ärztlichen Pflichten meiner Patientin oder meinem Patienten gegenüber nicht durch Alter, Krankheit oder Behinderung, Glaube, ethnische Herkunft, Geschlecht, Staatsangehörigkeit, politische Zugehörigkeit, Rasse, sexuelle Orientierung, soziale Stellung oder durch andere Faktoren beeinflussen lassen.
Ich werde den höchsten Respekt vor menschlichem Leben wahren.
Ich werde, selbst unter Bedrohung, meine medizinischen Kenntnisse nicht zur Verletzung von Menschenrechten und bürgerlichen Freiheiten anwenden.
Ich gelobe dies feierlich, aus freien Stücken und bei meiner Ehre.

## M 2 Christliche Positionen

### Christliche Position 1

***»Unser Leben ist ein Geschenk unseres Schöpfers. Wir Menschen dürfen es nicht eigenmächtig beenden.«***

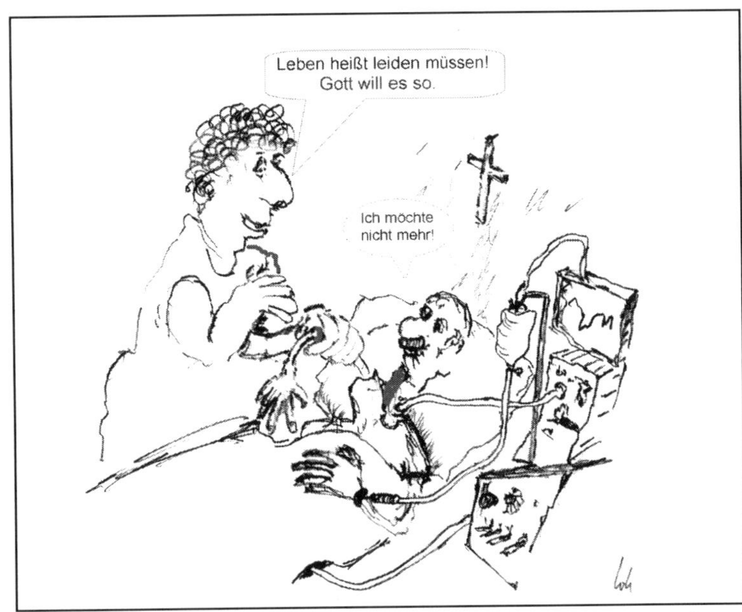

Zeichnung: Prof. Dr. Reinhard Lohmiller

Die Botschaft der Schöpfungserzählungen ist eindeutig. Gott hat uns das Leben gegeben. Es ist kein Zufall, dass es uns gibt. Unser Dasein ist durch Gottes Willen sinnerfüllt, daher haben wir kein Recht, unser Leben eigenmächtig zu beenden. Die menschliche Erfahrung der Nähe Gottes in existentiellen Grenzsituationen siegelte sich im Psalm 23,4: *»Und ob ich schon wanderte im finstern Tal, fürchte ich kein Unglück; denn du bist bei mir, dein Stecken und Stab trösten mich.«* Auch im Leid und Schmerz können wir Gottes Nähe erfahren und uns getragen wissen.
Es besteht zwar bei vielen Menschen der Wunsch, Sterbehilfe zu ermöglichen, fragt man nach den Gründen, zeigt sich folgendes Bild. Viele haben Angst vor einem langen Sterbeprozess. Auch die Angst, Schmerzen ertragen zu müssen und Atemnot zu erleiden, werden häufig genannt. Wie nicht anders zu erwarten sinkt die Angst vor dem eigenen Sterben umso mehr, je älter die Menschen werden. Die Angst vor einem langen Sterbeprozess ist die Angst, die auch im Alter am stärksten wirkt.

»Auch in Bezug auf das Sterben Angehöriger stehen die Angst vor einem langen Sterbeprozess und vor starken Schmerzen oder schwerer Atemnot an vorderster Stelle. Bei dieser Perspektive auf das Sterben zeigt sich vor allem ein geschlechtsspezifischer Unterschied: Unter Frauen sind die Ängste weitaus stärker verbreitet als unter Männern.« (Ergebnisse einer Umfrage der EKD, 2015)

Häufig wird auch die Befürchtung genannt, der eigenen Familie zur Last zu fallen. Sowohl Gegner als auch Befürworter der Sterbehilfe rechnen mit einer verstärkten Nachfrage nach todbringenden Medikamenten.

»Der EKD-Ratsvorsitzende Heinrich Bedford-Strohm warb angesichts der Ergebnisse der Studie dafür, über die Möglichkeiten aufzuklären, ein Sterben in Würde zu gestalten, ohne Leben vorzeitig zu beenden. ›Wer auf neue gesetzliche Optionen zur aktiven Beendigung des Lebens setzt, schwächt unsere vom Schutz des Lebens geprägte Sozialkultur. Das Engagement der christlichen Kirchen für die Hospiz- und Palliativversorgung in Deutschland dokumentiert eindrücklich, dass es bessere Alternativen gibt.‹« (Pressemitteilung der EKD vom 12.05.2015)

Leider bestehen bei weitem nicht überall Möglichkeiten einer gezielten Schmerztherapie. Nur in 15 % der Krankenhäuser kann man diese Möglichkeit anbieten. Auch die relativ geringe Zahl von bundesweit nur 210 stationären Hospizen zeigt, dass noch reichlich Verbesserungsmöglichkeiten bei der Betreuung von sterbenden Menschen bestehen. Daher wird von vielen eine Verbesserung der palliativen Möglichkeiten gefordert.
In der Beispielerzählung vom barmherzigen Samariter wird die von uns geforderte Haltung sichtbar. In der biblischen Erzählung handelt sich nicht um einen schwerkranken Menschen, sondern um ein Überfallopfer. Entscheidend ist aber die Zuwendung zum Hilfebedürftigen.

Wir als Christen sind gefordert, unseren Mitmenschen beim Sterben beizustehen und nicht das Sterben zu beschleunigen. Mit dieser Aussage soll aber nicht automatisch eine Verurteilung von Menschen verbunden sein, die in extremen Situationen anders entscheiden.
Menschen, die keine gläubige Haltung haben, die die Zuwendung Gottes nicht erfahren haben, sollen nicht moralisch abwertend beurteilt werden. Wenn ich den Begriff Gott nur als leere Begriffshülse kenne, kann ich mein Leben auch nicht als Geschenk begreifen.
Außerdem bleibt zu bedenken, dass es Lebens- und Leidenssituationen gibt, die sich einer externen Beurteilung entziehen. »Auch wenn der unbedingt nötige Ausbau der Palliativmedizin vorangetrieben wird, können solche verzweifelten Lebenssituationen, in denen ein Mensch nur noch seinem Leben ein Ende machen möchte, nicht ausgeschlossen werden. Ein Urteil darüber steht niemandem zu.«

Wenn Menschen sterben wollen – Eine Orientierungshilfe zum Problem der ärztlichen Beihilfe zur Selbsttötung. (Auszug aus: www.ekd.de – Ein Beitrag des Rates der Evangelischen Kirche in Deutschland, EKD-Texte 97, 2008)

## Christliche Position 2

### *»Gott will unser Bestes«*

Obwohl wir oft nicht die Kraft haben, so zu leben wie Gott uns gedacht hat, hält Gott zu uns. Diese Hoffnung zeigt sich schon in der Hebräischen Bibel:
*»Und der HERR roch den befriedigenden Geruch, und der HERR sprach zu seinem Herzen: Ich will fortan die Erde nicht mehr verfluchen um des Menschen willen, wiewohl das Dichten des menschlichen Herzens böse ist von seiner Jugend an; auch will ich fortan nicht mehr alles Lebendige schlagen, wie ich getan habe. Solange die Erde steht, soll nicht aufhören Saat und Ernte, Frost und Hitze, Sommer und Winter, Tag und Nacht!«* (Gen 8,21f)
Gottes Fürsorge gipfelt in seiner Selbstopferung in Jesus Christus. Das bedeutet, Gott will unser Bestes. Er kann nicht wollen, dass wir unmenschliche Schmerzen leiden und wie Marionetten an Maschinen hängen. Daher ist in aussichtslosen, leidvollen Situationen Sterbehilfe zulässig.

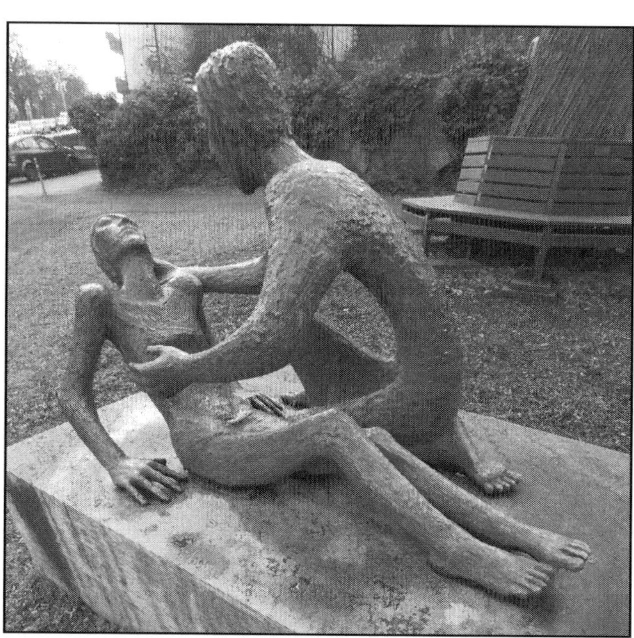

Skulptur von Ulrich Henn »Der Barmherzige Samariter« vor der Erlöserkirche in Stuttgart, Wiki commons, Ikar.us

**Aufgaben:**

1. Welche der christlichen Positionen überzeugt dich spontan am ehesten?
2. Lies die biblischen Schöpfungserzählungen nach. Was versteht man unter ›Gottes Selbstopferung‹?
3. Bedenke: Sterbehilfe ist nicht gleich Sterbehilfe. – Diskutiert die Unterschiede!
4. Besprecht in der Gruppe beide Positionen und überprüft euer erstes Urteil.

## M 3 Christliche Statements zur Gesetzesnovelle vom 26.02.2020

Ein knappes Jahr nach dem Sterbehilfe-Urteil des Bundesverfassungsgerichts werden kontroverse kirchliche Positionen zur anstehenden gesetzlichen Neuregelung deutlich. Während einige hochrangige Vertreter der evangelischen Kirche für die Möglichkeit eines assistierten professionellen Suizids in kirchlich-diakonischen Einrichtungen plädieren, lehnt der Rat der Evangelischen Kirche in Deutschland (EKD) diese Haltung ab.

In einem vom Münchner Theologen Reiner Anselm (Vorsitzender der Kammer für öffentliche Verantwortung der EKD), der Bochumer Theologin Isolde Karle und dem Diakonie-Präsidenten Ulrich Lilie verfassten Gastbeitrag vom 11.01.2021 in der »Frankfurter Allgemeinen Zeitung« heißt es, kirchliche Einrichtungen sollten eine bestmögliche medizinische und pflegerische Palliativversorgung sicherstellen. Zugleich dürften sie sich aber dem freiverantwortlichen Wunsch einer Person nicht verweigern, ihrem Leben mit ärztlicher Hilfe ein Ende zu setzen. Das dürfte »sehr viel eher Ausdruck verantwortlichen Handelns sein«, als wenn durch eine Verweigerung Suizidwillige dazu gezwungen seien, »sich auf die Suche nach – möglicherweise durchaus eigennützig und nicht im Interesse des Lebensschutzes handelnden – Organisationen zu machen.« Lilie betonte, dass sich die Autor:innen des Beitrags einig darin seien, dass sich eine Öffnung für die Möglichkeit der Suizidassistenz oder die Begleitung von Menschen beim assistierten Suizid »ausschließlich auf die Menschen bezieht, die am Ende einer schweren Erkrankung sind, die keine Aussicht auf Besserung haben und am Ende eines langen Lebens stehen«. Das sei gerade keine vorwegnehmende oder kritiklose bloße Übernahme eines höchstrichterlichen Urteils. Die Gruppe plädiert für besonders qualifizierte interdisziplinäre Teams in den Einrichtungen, um dem vom Bundesverfassungsgericht herausgestellten Recht auf selbstbestimmtes Sterben Geltung zu verschaffen. Diese Haltung sei das »Ergebnis eines gemeinsamen Diskussionsprozesses« mit dem hannoverschen Landesbischof Ralf Meister, dem Bochumer Juristen Jacob Joussen, der dem Rat der EKD angehört, und dem Palliativmediziner Friedemann Nauck aus Göttingen.

Landesbischof Meister hatte nach dem Urteil wiederholt erklärt, es gebe ein Recht auf ein selbstbestimmtes Sterben. Meister betonte, grundsätzliches Ziel müsse bei allen Beratungen die Erhaltung des Lebens bleiben: »Mein Ziel bleibt, dem Wunsch, aus dem Leben zu scheiden, eine lebensbejahende Antwort entgegenzustellen«, sagte er. »Dazu bedarf es ganz unterschiedlicher Annäherungen und Begleitungen. Das interdisziplinäre Zusammenspiel speziell geschulter Kräfte ist eine Möglichkeit der umfassenden Wahrnehmung, wie sie bereits seit vielen Jahren in der medizinischen Praxis eingeübt worden ist« (12.01.2021, www.evangelische-zeitung.de).

Die evangelischen Theologieprofessoren Reiner Anselm und Peter Dabrock werfen der Politik in der Debatte um Sterbehilfe Einfallslosigkeit vor. »Das Bundesverfassungsgericht hat dem Gesetzgeber eindeutig vorgegeben, auch Schutzkonzepte aufzunehmen. Davon findet sich in den bisher vorliegenden Gesetzentwürfen kein Wort« sagt der ehemalige Vorsitzende des Deutschen Ethikrates Dabrock. Sein Kollege Anselm empfindet »die bisherigen Vorschläge zur Ausgestaltung des assistierten Suizids als höchst irritierend«. Anselm wies darauf hin, dass der gesamte Bereich eines Konzepts für den Schutz des Lebens im Sinn einer umfassenden Suizidprophylaxe bisher in den politischen Vorschlägen fehle. Ebenso vermisst der Münchner Theologe »Bemühungen um Regeln, mit deren Hilfe bestimmt werden könnte, wann eine Entscheidung eben nicht freiverantwortlich ist«. In der innerevangelischen Debatte darüber, inwieweit in kirchlichen Einrichtungen ein assistierter Suizid möglich sein sollte, setzen die Professoren unterschiedliche Akzente. Anselm gilt als Vertreter einer Position, wonach Sterbewilligen auch in diakonischen Einrichtungen der Wunsch nach Suizidbeihilfe nicht verwehrt werden darf und dafür Regeln aufgestellt werden sollten. Wichtig sei, dass es keine Vorverurteilungen gibt, dass keine neuen Tabuisierungen aufgebaut werden. Dabrock hingegen ist skeptisch und warnt davor, Suizidassistenz in diakonischen Einrichtungen zuzulassen. Ihm erscheine es sinnvoll, in einem möglichen Gesetzgebungsprozess für Ausstiegs- und Schutzklauseln für evangelische Häuser zu werben (18.02.2021, epd).

Auch der Rat der Evangelischen Kirche in Deutschland (EKD) lehnte die Möglichkeit eines assistierten Suizids in diakonischen Einrichtungen ab. Der Ratsvorsitzende der Evangelischen Kirche in Deutschland (EKD), Heinrich Bedford-Strohm, sagte, die EKD sei gegen jede organisierte Hilfe zum Suizid, die dazu beitrage, dass die Selbsttötung zur Option neben anderen werde. »Ich fühle mich dem Lebensschutz verpflichtet.« Bedford-Strohm betonte, die Kirche dürfe nicht Teil eines Prozesses werden, »an dessen Ende der Suizid eines Menschen stehen soll«. So dürfe auch die Beratung betroffener Menschen »nicht nur die zu absolvierende Vorstufe dafür sein, dass ein Mensch alle Mittel für den Suizid zur Verfügung gestellt bekommt«. Bedford-Strohm verwies auf andere Möglichkeiten der Begleitung wie palliative Begleitung, Schmerzmedizin und eine gute seelsorgerliche Unterstützung. »Schon jetzt kann mir mit guten Gründen niemand eine lebensverlängernde Maßnahme verordnen, die ich nicht will«, sagte der Theologe und ergänzte, die Kirche müsse sich davor hüten, Menschen moralisch zu verurteilen, die sich das Leben nehmen. »Das hat man leider in der Vergangenheit getan«, sagte er und verwies auf die Verweigerung kirchlicher Beerdigungen. »Das empfinde ich als Schuld der Kirche«, sagte Bedford-Strohm. »Daraus kann man aber nicht ableiten, dass man organisatorisch tätig wird, damit Menschen ihr Leben beenden können« (25.01.2021, epd).

Auch Martin Dutzmann warnt davor, die Selbstbestimmung absolut zu setzen. Dutzmann ist der Repräsentant der Evangelischen Kirche in Deutschland gegenüber Bundesregierung und Bundestag: »Unser Begriff von Selbstbestimmung und Freiheit, unser evangelischer Begriff, heißt immer, dass Freiheit verantwortete Freiheit ist. Also im Kontext mit anderen Menschen und zu anderen Menschen, in Beziehungen eben wahrzunehmen ist. Während beim Urteil des Bundesverfassungsgerichtes der Eindruck entsteht, als sei hier nur ein einzelner Mensch, der ganz alleine und ohne äußere Einflüsse für sich selber entscheidet. Das ist nicht unser Freiheitsverständnis.« Für Martin Dutzmann bedeutet das in der Konsequenz, dass sich die evangelische Kirche der Sterbehilfe nicht grundsätzlich verweigern würde. »Je nachdem, welches Verfahren der Gesetzgeber beschreibt, können wir uns selbstverständlich vorstellen, dass das auch in evangelischen Einrichtungen, Kliniken, Altenheimen geschieht. Es ist dann die Frage, wie.« Eine Position, die in der evangelischen Kirche durchaus umstritten ist. Die hannoversche Regionalbischöfin Petra Bahr, auch Mitglied im Deutschen Ethikrat, spricht sich dagegen aus, dass in evangelischen Häusern Sterbehilfe geleistet wird. »Es bräuchte in einer Gesellschaft wie unserer, die so plural ist, und auch weltanschaulich so plural ist, Orte, in denen das ausgeschlossen werden darf. Man könnte auch sagen: safe places. Also Orte, die aufgrund ihrer weltanschaulichen Rahmenbedingungen, ihres Menschenbildes sagen: Das wird es bei uns nicht geben.« (24.07.2020, Deutschlandfunk)

Der Kirchenpräsident der Evangelisch-reformierten Kirche, Martin Heimbucher, bekräftigte seine ablehnende Haltung zum assistierten Suizid in kirchlichen Einrichtungen. »Wir sind lebensschutzsensibel.« In Hospizen stünden die Mitarbeitenden palliativ den Sterbenden begleitend zur Seite bis zum Ende. »Aber gerade nicht dafür, um den assistierten Suizid anzubieten und die letzte Dosis zu verabreichen.« Der Theologe unterstrich, dass Angehörige, die einen Sterbenden in Extremsituationen dennoch beim Suizid unterstützten, weder zu verurteilen noch zu verdammen seien. Heimbucher warnte jedoch vor einem Trend, der den medizinisch-assistierten Suizid als »einen normalen Vorgang« betrachtet. Es sei für ihn problematisch zu akzeptieren und zu respektieren, dass Menschen auf diese Weise ihrem Leben ein Ende setzen wollten und dabei eine moralische Verpflichtung zur Hilfe entstünde (Deutschlandfunk Kultur).

Der Sprecher der katholischen Deutschen Bischofskonferenz, Matthias Kopp, sagte, die Ermöglichung des assistierten Suizids sei »nicht die richtige Antwort auf die Lebenssituationen von Menschen, die Suizidwünsche entwickeln oder Suizidabsichten haben«. Kirchliche Einrichtungen seien der christlichen Hoffnungsbotschaft und damit der Förderung des Lebens verpflichtet. Ein Angebot des assistierten Suizids sei damit unvereinbar. Ein klares Nein zur Sterbehilfe fordert auch der katholische Kirchenrechtler Thomas Schüller. Gerade mit Blick auf die zunehmende Zahl an Fällen von Sterbehilfe in den Benelux-Ländern erklärt der Münsteraner Professor für Kirchenrecht: »Ich glaube, das ist die einzige mögliche katholische Antwort, dass da die Kirche gefordert ist, die Front zu halten. Das heißt, gar keinen Millimeter abweicht, dass die Lehre der Kirche eindeutig ist, dass unbedingt jedes Leben zu retten und zu schützen ist.« (24.07.2020, Deutschlandfunk)

Noch ringen Katholiken und Protestanten um ihre Position zur Sterbehilfe. Doch die Differenzen zwischen und auch innerhalb der Kirchen sind nicht zu übersehen.

## M 4 Der kategorische Imperativ von Immanuel Kant

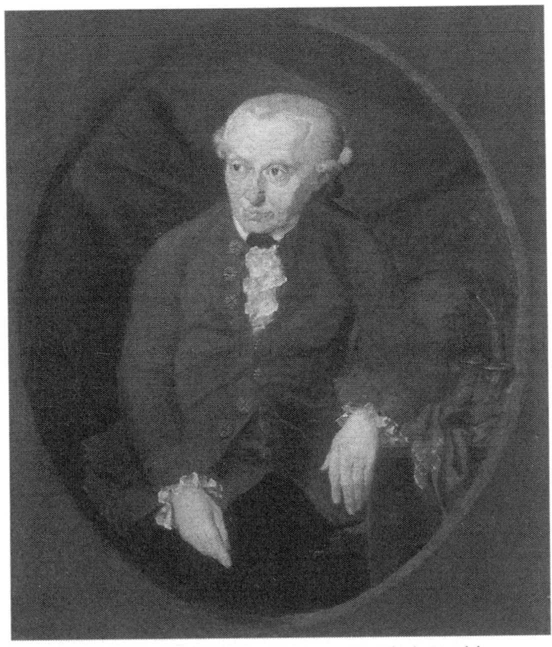

Immanuel Kant, 1791. Wiki commons, Gottlieb Doebler

Immanuel Kant war ein sehr bedeutender, vielleicht der bedeutendste, deutsche Philosoph. Er lebte im 18. Jahrhundert. Sein bekanntestes Werk ist die ›Kritik der reinen Vernunft‹. Er erlangte weltweite Beachtung und Rezeption. Bezüglich der ethischen Dimension unseres Verhaltens hat er den kategorischen Imperativ formuliert.

Der **kategorische Imperativ** lautet in seiner Grundform: **»Handle nur nach derjenigen Maxime, durch die du zugleich wollen kannst, dass sie ein allgemeines Gesetz werde.«**

Er ist der zentrale ethische Leitsatz von Kant, der für alle Menschen gelten soll. Wichtig dabei ist, das man Menschen nicht einfach benutzen darf (Verzweckung), um etwas zu erreichen, sondern immer im Blick haben muss, dass ein Mensch Selbstzweck ist. D.h., ich muss die Rechte und Interessen der Betroffenen beachten. Zu finden sind diese Gedanken in Kants Werk »Grundlegung zur Metaphysik der Sitten«.

Dieser ethische Leitsatz zählt zu den sogenannten Pflichtenethiken. Er bietet keine konkreten Anweisungen, sondern lediglich eine Prüfmöglichkeit für das eigene Handeln. Das macht ihn zeitlos gültig. Der handelnde Mensch hat aber die Aufgabe, in einer konkreten Situation seine Handlungsabsicht an dieser Maxime zu prüfen.

**Aufgaben:**

1. Konstruiere einen konkreten Fall oder wähle einen solchen aus den Medien, in dem das Thema Sterbehilfe relevant ist. Wichtig ist die Situation, in der sich der Betroffene befindet, möglichst genau zu beschreiben.

2. Anwendung: Überprüfe, ob die Anwendung von Sterbehilfe in diesem Fall für alle ähnlich gelagerten Fälle gelten sollte. Bildet dazu arbeitsteilige Gruppen, die die vier Formen der Sterbehilfe (aktiv, passiv, indirekt, assistierter Suizid) auf Verallgemeinerung prüfen.
   Hilfreich kann es sein, jeweils eine Pro-/Contra-Liste zu erstellen.

## M 5 Der Utilitarismus

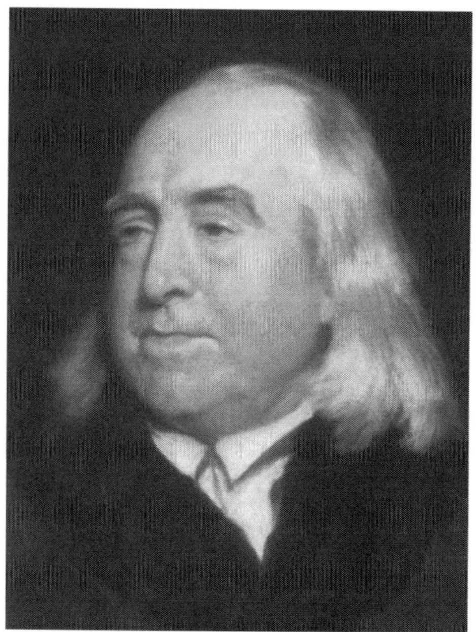

Jeremy Bentham by Henry William Pickersgill (1782–1875). Wiki commons

Der **Utilitarismus** (lat. *utilitas*, Nutzen, Vorteil) ist ein ethisches Modell, das eine Handlung danach bewertet, ob sie für alle Beteiligten das Wohlergehen so weit wie möglich vermehrt oder erhält: »Diejenige Handlung bzw. Handlungsregel (Norm) ist im sittlichen bzw. moralischen Sinne gut bzw. richtig, deren Folgen für das Wohlergehen aller von der Handlung Betroffenen optimal sind.«
Der Begriff des Nutzens ist hier im Sinne von Wohlergehen, Vorteil, Freude, Gutes oder Glück zu verstehen.

Der Utilitarismus wurde von Jeremy Bentham (1748–1832) entwickelt. Er wurde vielfach weiterentwickelt und ist besonders im englischen Sprachraum weit verbreitet.
Da der Utilitarismus auf ein Ziel gerichtet ist, bezeichnet man ihn auch als teleologische Ethik (von griech. *telos*, Ziel). Wesentlich ist das Ergebnis einer Handlung. Unberücksichtigt bleiben die Motive der handelnden Personen.
Die maximale Menge Glück versucht man zu erreichen, indem man das sogenannte hedonistische Kalkül anwendet. Faktoren dieses Kalküls sind Dauer, Intensität und Wahrscheinlichkeit eines Glücks. Es ist einsichtig, dass dieser so einfach klingende Ansatz in der komplexen Lebenswelt nicht einfach umzusetzen ist. So ist Glück nicht unbedingt für alle gleich. Zudem treten oft unvorhersehbare Dinge ein. Das Leben ist nun mal nicht vorhersehbar. Es ist eher eine Wanderung in einer unübersichtlichen Hügellandschaft, als ein Spaziergang an einem Sandstrand mit weitem Blick. Daher sind ethische Entscheidungen auch im utilitaristischen Modell immer mit der Möglichkeit des Scheiterns und der Schuld verknüpft.

**Aufgaben:**

1. Konstruiere einen konkreten Fall oder wähle einen solchen aus den Medien, in dem das Thema Sterbehilfe relevant ist. Wichtig ist die Situation, in der sich der Betroffene befindet, möglichst genau zu beschreiben.

2. Anwendung: Überprüfe, ob die Anwendung von Sterbehilfe in diesem Fall für alle Beteiligten den größtmöglichen Nutzen im Sinne Benthams zur Folge hat. Bildet dazu arbeitsteilige Gruppen, die die vier Formen der Sterbehilfe (aktiv, passiv, indirekt, medizinisch-assistierter Suizid) in dieser Hinsicht bewertet. Beachtet werden muss, dass im hedonistischen Kalkül auch Folgewirkungen beachtet werden sollen.
   Hilfreich kann es sein, jeweils eine Pro-/Contra-Liste zu erstellen.

## M 6 Die Fähigkeiten des Menschen im Blick behalten

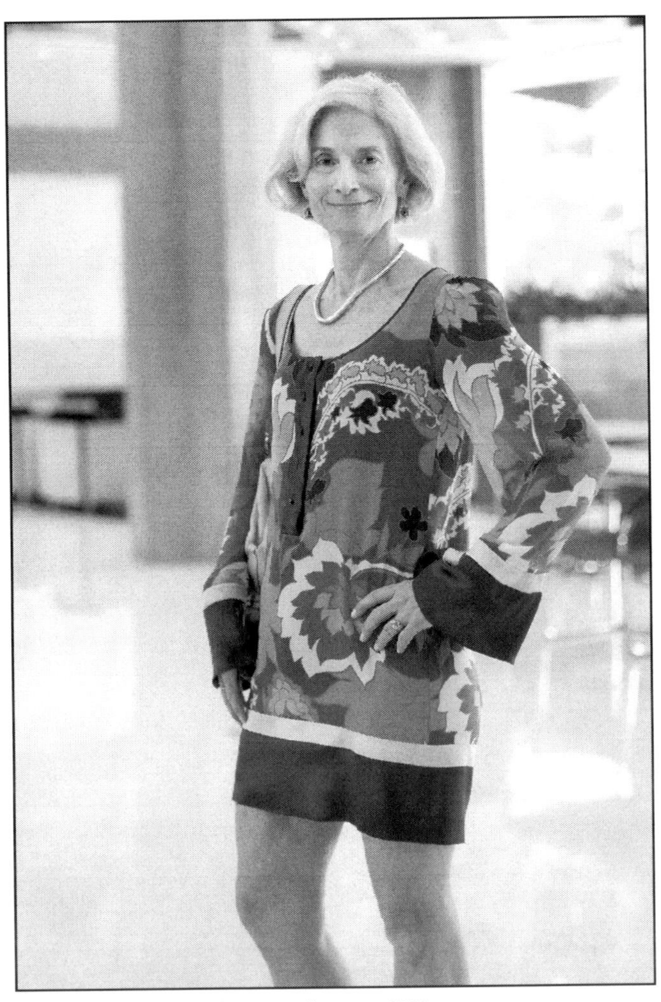

Martha C. Nussbaum. © Foto: Sally Ryan, 2010. www.sallyryanphoto.com

Um ein Gegengewicht zu den utilitaristischen Ansätzen zu entwickeln, eignen sich die Gedanken von Martha C. Nussbaum (geb. 1947). Die amerikanische, Philosophin postuliert, dass auch eingeschränktes menschliches Leben lebenswert sei, solange anerkennende Interaktion stattfinden kann. Die dem Menschen innewohnende Würde verbietet schlichtes Nützlichkeitsdenken.

Beim Verständnis der menschlichen Würde hat sie nicht nur die rationale, sondern auch die emotionale und soziale Dimension im Blick. Eine Steigerung des Nutzens von Person A kann den Schaden von Person B nicht ausgleichen. Sie sieht es als anthropologische Konstante an, dass Menschen gut zusammenleben wollen.

Die renommierte Philosophin wurde unter anderem durch den sogenannten Fähigkeitenansatz (Capability Approach) bekannt. Diesen Ansatz, der ursprünglich von dem indischen Ökonomen Amartya Sen entwickelt wurde, half sie weiter zu verbessern.

Auf die Sterbehilfediskussion fokussiert würde das bedeuten: Es kann nicht darum gehen, lediglich Leid zu vermeiden oder den allgemeinen Nutzen zu vergrößern, sondern es gilt, den ganzen Menschen mit seiner Emotionalität zu beachten. Gerade die Fähigkeit zur Empathie ermöglicht auch beim Sterben gelingende Kommunikation und kann Aspekte der Beziehung entstehen lassen, die sonst im Alltag nicht möglich gewesen wären. Dies entspricht auch der Erfahrung von Sterbebegleitern in den Hospizen.

In der Stärkung von Hospizarbeit und Palliativmedizin liegt auch eine Möglichkeit, den humanistischen Ansatz von Sen und Nussbaum zu fördern.

**Wesensmerkmal**

*Sterblichkeit*: Alle Menschen wissen, dass sie sterben müssen und wollen dies vermeiden.

*Verbundenheit mit anderen Menschen*: Menschen leben auf andere bezogen, Notwendigkeit von Anerkennung, Empfinden von Mitleid.

**Grundbefähigung**

*Leben*: Sein Leben leben können und nicht vorzeitig sterben.

*Sozialität*: Fähigkeit zur sozialen Interaktion, Identifikation mit anderen, Anerkennung erfahren.

Es kann dabei nicht darum gehen, die oft belastenden Situationen in der Pflege von Sterbenden schön zu reden. Gerade bei der häuslichen Pflege treten oft Überlastungssituationen auf. Jedoch bietet der Capability Approach ein hilfreiches Korrektiv zum leicht missbrauchbaren Kosten-Nutzendenken, das sich in unserer ökonomisierten Welt immer mehr verbreitet.

Damit eine Gesellschaft bereit ist, beim Sterben Menschlichkeit und Würde höher einzustufen als zweckrationalen Pragmatismus, bedarf es sozialer Kompetenz und Bildung. Daher ermahnt uns Nussbaum, auch in der Bildungspolitik nicht nachzulassen und den erkennbaren Tendenzen zu Ausbildung statt Bildung zu widerstehen. Das Streichen von musischer und humanistischer Bildung ist ein Alarmzeichen, es kann mittelfristig zum Untergang der Demokratie führen.

Dabei sollte man nicht vergessen, dass Demokratie ein wesentlicher Garant für das Wohlfahrtspotential einer Gesellschaft ist.

Je mehr eine Gesellschaft in der Lage ist, gelingende Kommunikation und Menschlichkeit auch beim Sterben zu ermöglichen, desto humaner ist sie.

**Aufgaben:**

1. Beschreibe den Fähigkeitenansatz in eigenen Worten.
2. Welche Umsetzungsprobleme kannst du erkennen?
3. Benenne die positiven Aspekte von Martha C. Nussbaums Gedanken.
4. Formuliere eine begründete Stellungnahme.
5. Lass den Cartoon auf dich wirken und formuliere dann Sprechblasen für beide Personen im nachfolgenden Bild.

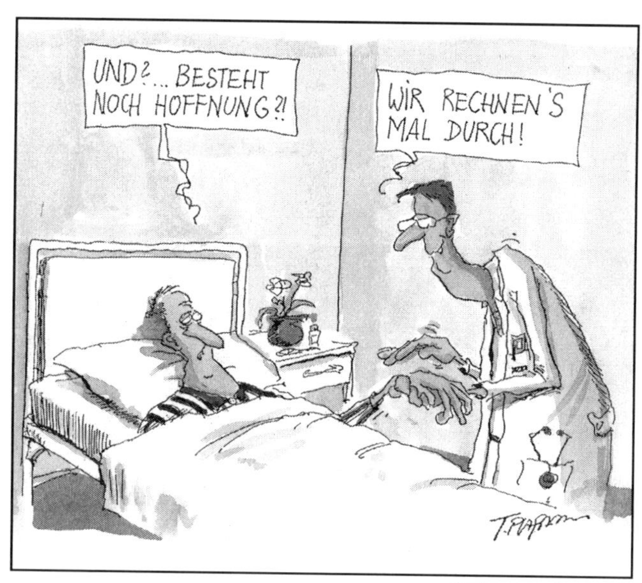


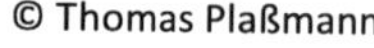
© Thomas Plaßmann

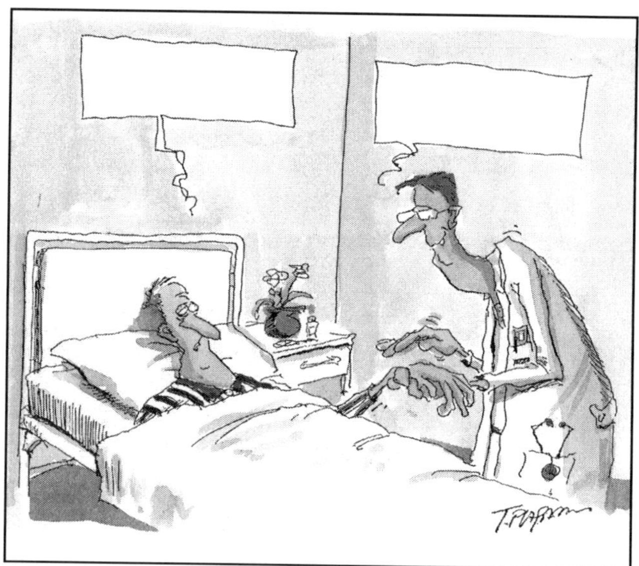

© Thomas Plaßmann

**M 7**

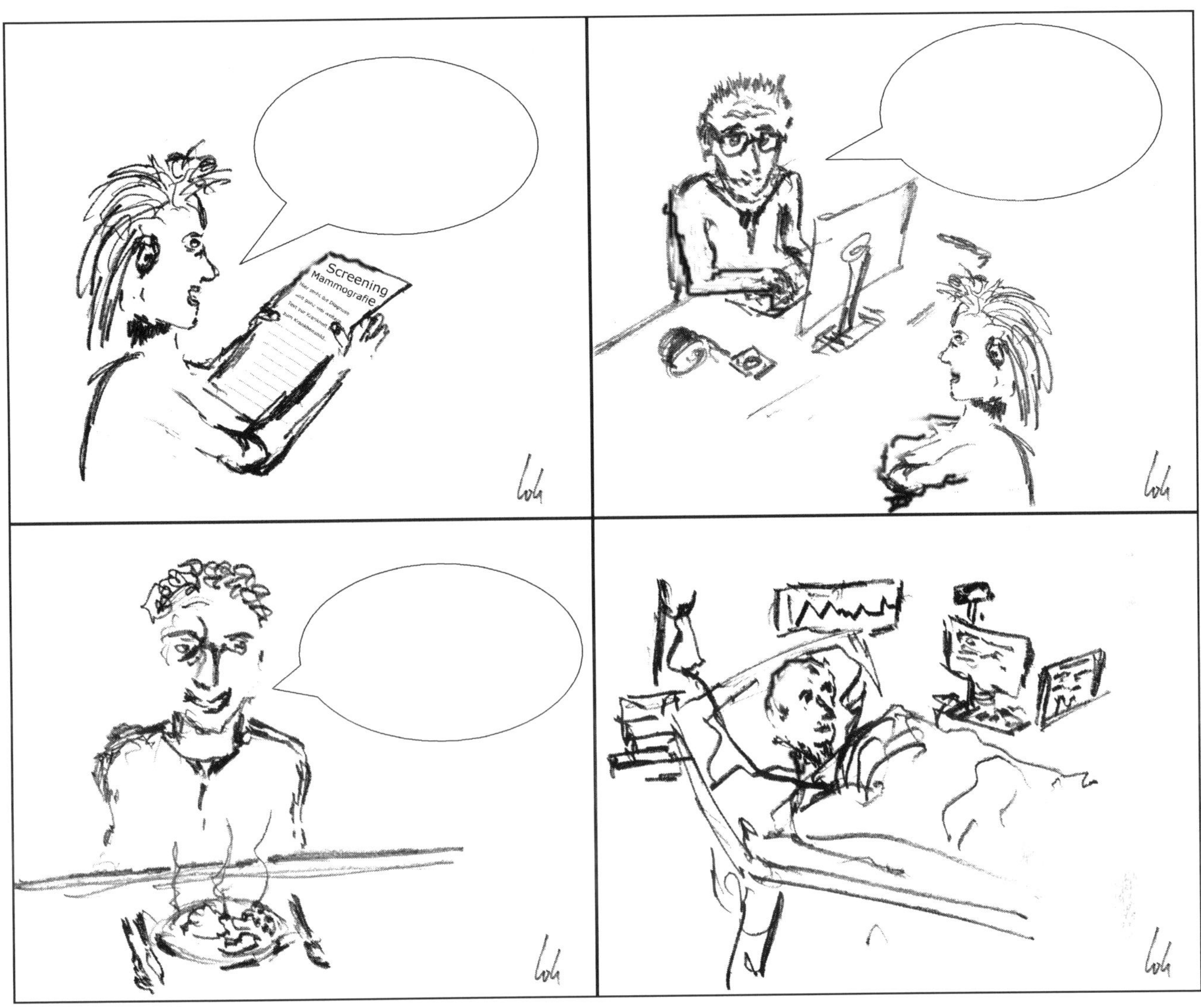


Zeichnung: Prof. Dr. Reinhard Lohmiller

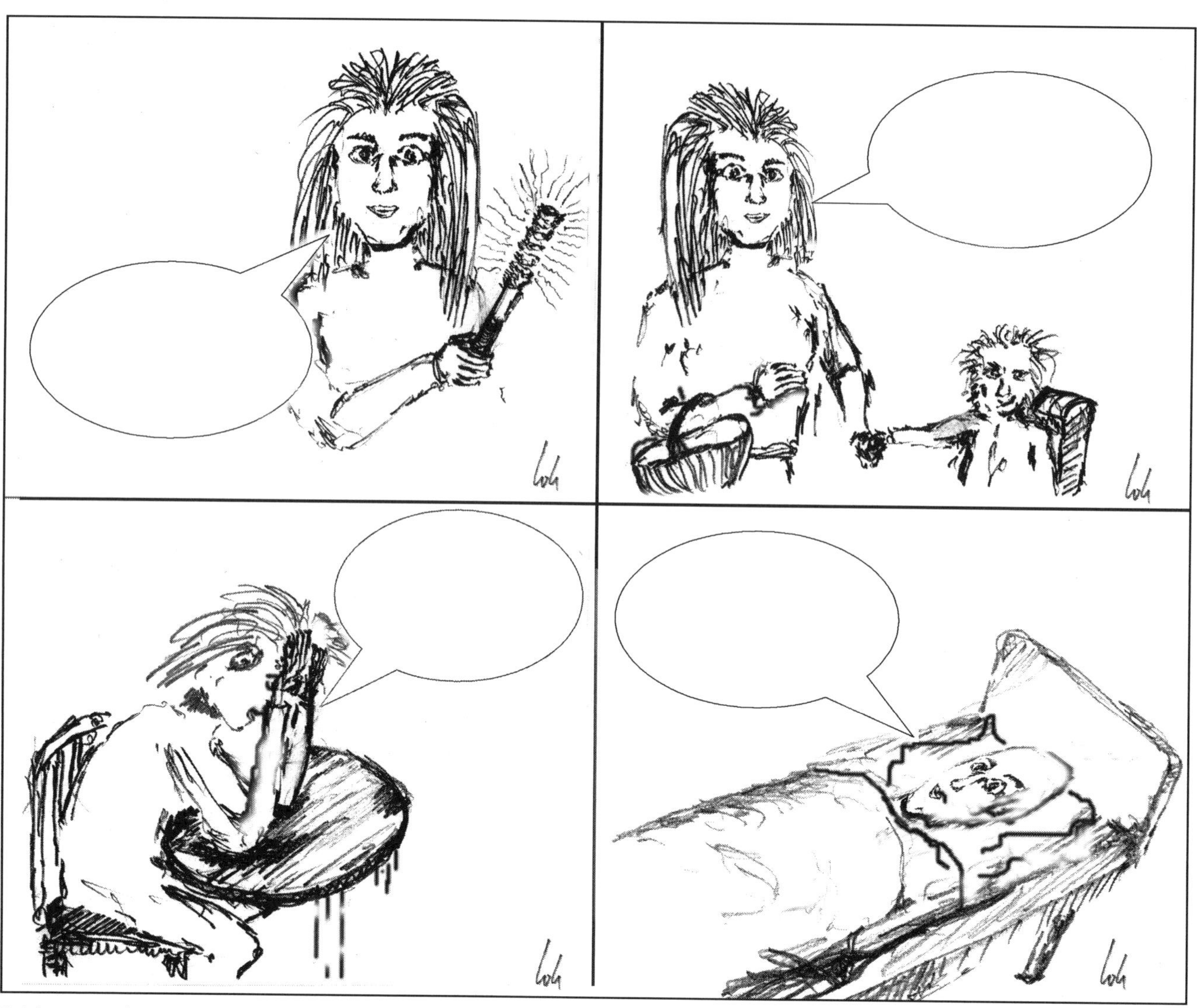

Zeichnung: Prof. Dr. Reinhard Lohmiller

**M 8**

## Die politische Perspektive: Bundestagsdebatte zur Sterbehilfe

### Debatte im Bundestag »Das Sterben ist aus der Tabuzone geholt worden«

**Der Bundestag entscheidet heute über die umstrittene Sterbehilfe. Die Abgeordneten debattieren sachlich und emotional zugleich – ein seltener Moment im Parlament.**

**Freitag, 06.11.2015.** Es sitzen junge Leute auf der Zuschauertribüne des Bundestags, eine Schülergruppe, vielleicht sind auch ein paar Studenten darunter. Man sieht Menschen, die ihr halbes Leben hinter sich haben. Und es gibt eine Gruppe von Rentnern, die ins Reichstagsgebäude gekommen sind, viele mit weißem Haar, einige mit Gehstock.

Das Thema, das die Abgeordneten heute diskutieren, betrifft jeden Einzelnen von ihnen, und auch alle Menschen, die nicht auf der Tribüne sitzen. Der Bundestag debattiert die Umstände des Sterbens. Das Parlament entscheidet darüber, ob und wie die Sterbehilfe in Deutschland neu geregelt werden soll.

Vielleicht wird die Sterbehilfe generell verboten, vielleicht soll sie weitgehend straffrei werden, vielleicht bleibt alles beim Alten, in einer rechtlichen Grauzone. Selten war der Ausgang einer Abstimmung so ungewiss wie dieser. So oder so ist die Debatte im Vorfeld ungewöhnlich – ungewöhnlich lang, ungewöhnlich tiefgründig, ungewöhnlich emotional. [...]

OB MAN MIR HELFEN MUSS? SCHWIERIGE FRAGE...
STERBEHILFE: SELBST DER TOD IST SICH NICHT SICHER
ERL14
© by Erl. www.toonpool.com

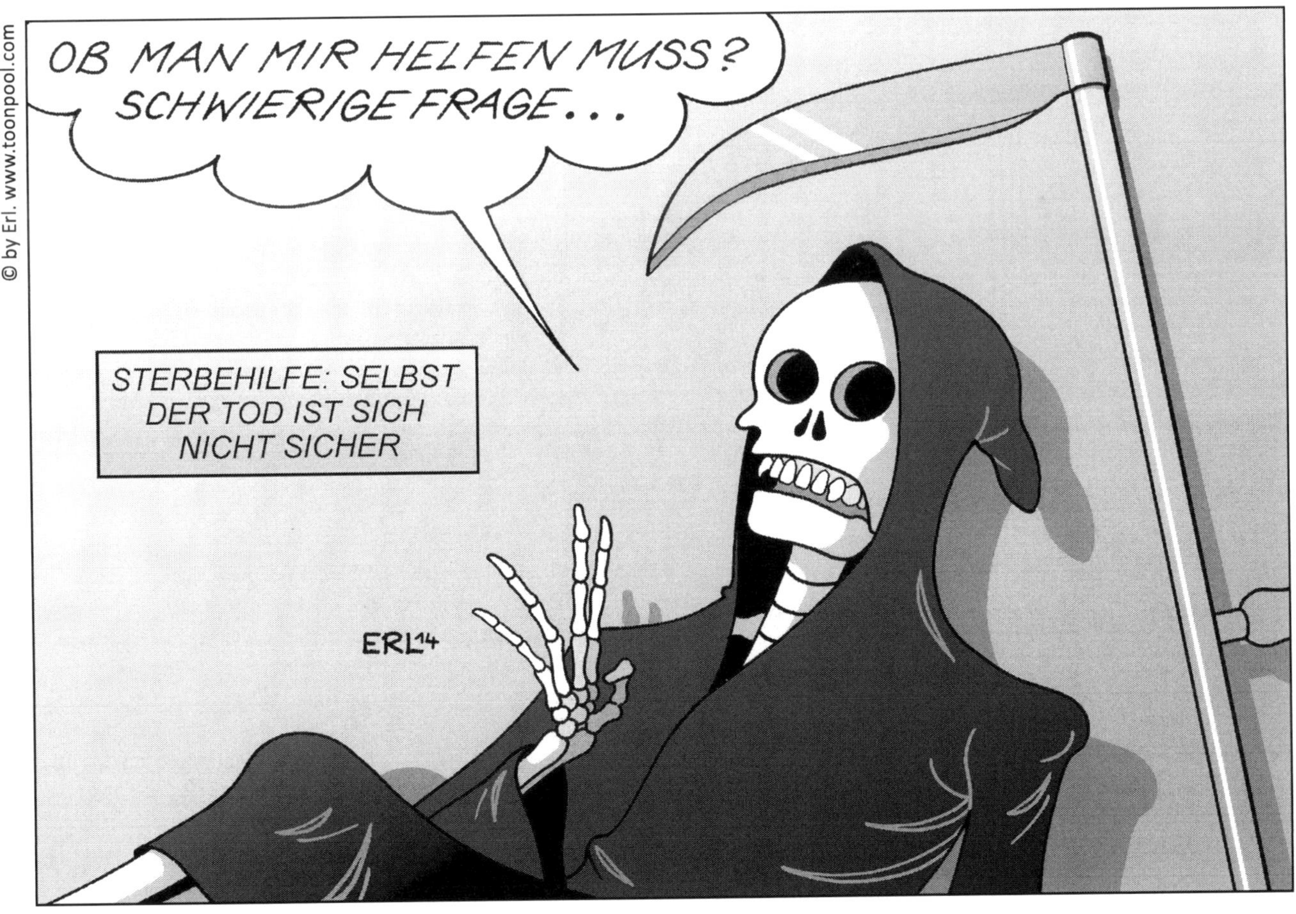

**Position 1: Anstiftung und Beihilfe an einer Selbsttötung verbieten (35 Abgeordnete)**

*»Mit dem neuen § 217 StGB sollen Anstiftung und Beihilfe zum Suizid unter Strafe gestellt und damit verboten werden. Es ist strafrechtlich anerkannt, dass eine Anstiftungs- oder Beihilfehandlung, auch ohne dass die Haupttat bestraft wird, selbst strafbar sein kann. Dabei soll es, im Gegensatz zu den anderen Entwürfen, beim vorliegenden Entwurf keine Ausnahmen für bestimmte Gruppen geben. Der Antrag geht davon aus, dass sich solche Ausnahmen in einem Gesetz kaum regeln lassen. Weder Ausnahmen für Berufsgruppen noch Aufzählungen von Krankheiten, bei denen der assistierte Suizid zulässig sein soll, werden der Einzigartigkeit von Krankheitsbildern gerecht.«*

(Dt. Bundestag, Drucksache 18/5376.www.bundestag.de)

Die Höchststrafe soll fünf Jahre sein. In besonders schweren Fällen kann von einer Strafe abgesehen werden. Dies ist nach bestehender Rechtsprechung möglich. An den Regelungen zur passiven Sterbehilfe soll nichts geändert werden. Weiterhin soll die Arbeit in den Hospizen gefördert werden. Verboten soll die aktive Sterbehilfe bleiben. Es geht darum, Menschen beim Sterben zu begleiten, und nicht, Menschen in den Tod zu befördern.

**Position 2: Keine allgemeine Erlaubnis (210 Abgeordnete)**

Suizidversuch oder die Teilnahme an einem Suizidversuch ist straffrei.

*»Dieses Regelungskonzept hat sich grundsätzlich bewährt. Die prinzipielle Straflosigkeit des Suizids und der Teilnahme daran sollte deshalb nicht infrage gestellt werden. Eine Korrektur ist aber dort erforderlich, wo geschäftsmäßige Angebote die Suizidhilfe als normale Behandlungsoption erscheinen lassen und Menschen dazu verleiten können, sich das Leben zu nehmen.«*

(Dt. Bundestag, Drucksache 18/5373.www.bundestag.de)

Für die Unterzeichner ist es unwichtig, ob Gewinnabsichten bestehen oder nicht. Es geht darum, zu verhindern, dass ein Gewöhnungseffekt eintritt. Ausdrücklich werden Angehörige oder andere dem Suizidalen nahestehende Menschen von der Strafandrohung ausgenommen.

**Position 3: Den Arzt schützen (107 Abgeordnete)**

Der Fortschritt in der Medizin ermöglicht heute lebensverlängernde Maßnahmen und eine differenzierende Schmerztherapie. Die adäquate Behandlung von Schmerzen ist jedoch nicht in allen Fällen möglich. Darunter leiden nicht nur diese Patienten, sondern auch die Helfer und Ärzte.

*»Demoskopische Erhebungen belegen einen ausgeprägten Wunsch nach Selbstbestimmung in der letzten Lebensphase. Die klare Mehrheit der Bevölkerung spricht sich für die Möglichkeit aus, im Fall einer unheilbaren, irreversibel zum Tode führenden Erkrankung zur Abwendung eines starken Leidensdruckes eine ärztliche Hilfe bei der selbstvollzogenen Lebensbeendigung in Anspruch nehmen zu können. Diese Überzeugung ist getragen von dem unserer Rechtsordnung zugrunde liegenden Grundsatz, dass die Statuierung einer Rechtspflicht zum Leben illegitim ist.«*

(Dt. Bundestag, Drucksache 18/5374.www.bundestag.de)

Die ärztlichen, standesrechtlichen Regelungen verbieten mehrheitlich Suizidhilfe. Dadurch geraten Ärzte, die einem suizidalen Menschen, der in einer ausweglosen Lage ist, helfen wollen, in eine Dilemmasituation. Sie könnten ihre Approbation verlieren. Daher ist bei volljährigen und einwilligungsfähigen Patienten / Patientinnen für die Ärzt*innen Rechtssicherheit zu schaffen. Um Missbrauch auszuschließen, ist ein zweiter Arzt hinzuzuziehen.

**Position 4: Suizidbeihilfe durch Laien und Ärzte.**
**Aber keine Geschäfte mit der Sterbehilfe (53 Abgeordnete)**

Der folgende Vorschlag unterstützt am weitestgehenden die Suizidbeihilfe. Dazu verweist er auf die seit 1871 bestehende Rechtstradition, nach der es legal ist, einem Menschen beim Suizid zu helfen.
In dieser Zeit ist keine bedenkliche Entwicklung beobachtbar gewesen. Nicht hinnehmbar ist jedoch eine Geschäftemacherei mit dem Sterbewunsch von leidenden Menschen.

*»Es wird positiv gesetzlich normiert, dass Hilfe zur Selbsttötung nicht strafbar ist. Zwar beschreibt dies nur die derzeitige Rechtslage; dennoch kommt der Regelung mehr als nur deklaratorischer Charakter zu. Denn sie beseitigt Rechtsunsicherheiten in der Bevölkerung sowie bei Ärzten. Zudem wird die gewerbsmäßige Hilfe zur Selbsttötung verboten und es werden Kriterien für die Beratung und Dokumentation aufgestellt.«*

(Dt. Bundestag, Drucksache 18/5375.www.bundestag.de)

Es wird darauf hingewiesen, dass durch die demographische Entwicklung viele alte Menschen allein leben. Diese Menschen haben oft gar nicht die Möglichkeit, Verwandte oder Freunde um diesen schweren Dienst zu bitten. Sie wären darauf angewiesen, Ärzt*innen zu bitten, die nach heutiger Rechtslage in einer Dilemmasituation sind. Daher ist für ehrenamtliche Suizidhelfende und Ärzt*innen bzgl. des assistierten Suizids Straffreiheit zu ermöglichen.

## M 9

# Glossar für die Diskussion zur Suizidassistenz

Das Glossar zur Diskussion über die Beihilfe zum Suizid wurde von Experten der PalliativStiftung im Rahmen der Abstimmung zur »Sterbehilfe« im Deutschen Bundestag als Information für die Bundestagsabgeordneten erstellt und es wird laufend aktualisiert.

### »Sterbehilfe«

Eine gesetzliche Differenzierung zwischen der erlaubten Form der **passiven Sterbehilfe** und der nicht erlaubten Form der **aktiven Sterbehilfe** gibt es bislang nicht (erster Ansatz zur Unterscheidung vom BGH 2010).

Unklare Definitionen führen zu Fehlgebrauch. Aus hospizlich-palliativer Sicht ist dieser Begriff ein unangemessener Euphemismus und deswegen zu vermeiden. Deshalb in Anführungszeichen.

### Patientenwille

Der Patientenwille kann in jeder beliebigen Form geäußert – z.B. als schriftlich erstellte Patientenverfügung oder als mündlich erklärter Behandlungswunsch – und jederzeit formlos widerrufen werden.

Der Patientenwille ist für jeden Behandler verbindlich.

**Problem**: Ohne schriftliche Verfügung ist der mutmaßliche Wille i.d.R. schwieriger herauszufinden.

### Patientenverfügung

Schriftlich oder mündlich zulässig: Vorausverfügter Wille eines Menschen für den Fall, dass dieser seinen Willen zu gegebener Zeit nicht mehr äußern kann, wenn Entscheidungen, z.B. zu indizierten Therapien, getroffen werden müssen (§ 1901a (1) BGB).

### Mutmaßlicher Wille

Ist kein Patientenwille eruierbar, muss der mutmaßliche Wille herausgefunden werden, um eine dem – nun mutmaßlichen – Willen des Patienten entsprechende Entscheidung treffen zu können (§ 1901a (2) BGB).

### Indikation für lebenserhaltende Maßnahmen

Ärztliche Entscheidungen sind eingebettet in juristische, gesellschaftspolitische und ökonomische normative Bedingtheiten. Die ärztliche Verpflichtung zur Lebenserhaltung besteht nur bei medizinisch und ärztlich indiziertem, kurativem Therapieziel <u>und</u> Einwilligung des Patienten. Es wird ein Behandlungsvorschlag erarbeitet. In der Palliation erlischt diese Verpflichtung.

### Therapiezieländerung

Wechsel eines Therapieziels von Kuration (Heilung, Lebensverlängerung, Krankheitsbekämpfung) hin zur Palliation, also Linderung der Not. Am Lebensende erfolgt von Rechts wegen eine Therapiezieländerung.

**Problem**: Häufig fließender Übergang zwischen beiden Therapiezielen, bzw. paralleles Vorhandensein beider.

### Aktive »Sterbehilfe«, besser: Tötung auf Verlangen

Aktiver Eingriff in den Lebensprozess, um ein Leben zu beenden. Tötung auf Verlangen ist in Deutschland (auch in der Schweiz!) strafbar (§ 216 StGB) und lediglich in den BeNeLux-Staaten, dort als Euthanasie bezeichnet, unter bestimmten Bedingungen erlaubt. Euthanasie wird dort von Ärzten mit Medikamenteninjektion in einem Umfang offiziell praktiziert, der für Deutschland etwa 25.000 Tötungen pro Jahr entspräche.

**Problem**: Kann ein Patient keinen Suizid (mehr) begehen, hätte er dann ein Recht zur Tötung auf Verlangen?

### Passive »Sterbehilfe«, besser: Sterben zulassen

Medizinisch begleitetes Sterben zulassen sind Unterlassung oder Abbruch lebensverlängernder Maßnahmen wie künstliche Ernährung und Beatmung, Behandlung mit Antibiotika u.a.m. entsprechend dem Patientenwillen, wobei dem natürlichen Krankheits- oder Sterbeprozess seinen Lauf gelassen wird. Passive Sterbehilfe ist geboten, wenn es dem Willen des Patienten entspricht (wegweisendes BGH-Urteil aus 2010). In Deutschland ist passive Sterbehilfe erlaubt.

Problematisch ist der Begriff passive Sterbehilfe, gerade weil er auch Handlungen umfasst, die nach allgemeinem Verständnis von Nicht-Experten als »aktiv« zu bezeichnen sind, etwa das Abschalten des Beatmungsgerätes. Mittlerweile ist eindeutig geklärt, dass z.B. Abschalten genauso zu werten ist wie das nicht Beginnen der künstlichen Beatmung (BGH 2010).

### Indirekte »Sterbehilfe« besser: Nebenwirkung der Therapie

Medikamentengabe, bei der durch Nebenwirkungen ein nicht auszuschließender vorzeitiger Tod in Kauf genommen wird.

Wegweisendes Urteil des BGH 1996: Es ist erlaubt oder sogar geboten, schmerzlindernde Medikamente auch in einer Dosis zu verabreichen, die als <u>unbeabsichtigte</u> Nebenwirkung die Sterbephase verkürzen könnte. Gleiches gilt bei Nebenwirkungen anderer Maßnahmen. Ähnlich verlautbarte schon Papst Pius XII. 1957.

Durch den sachgerechten, symptomkontrollierten Einsatz von Opioiden (»Morphium«) verbessert sich die Lebensqualität. Durch die Entlastung von Symptomen verlängert sich die Lebenszeit.

**Problem**: Irreführend, da eine symptombezogene Indikation nicht auf Verkürzung des Lebens abzielt.

### Suizid = Selbsttötung
### (fälschlich: Selbstmord oder Freitod)

Selbsttötung ist der eindeutig neutrale Begriff für Handlungen, mit der ein Mensch sich selber das Leben nimmt.
Inwieweit ein **Bilanzsuizid**, der als Ausdruck einer freien Willensäußerung verstanden wird, überhaupt gegeben sein kann, ist gerade bei Psychiatern sehr umstritten. In der Regel liegt in der Palliativsituation ein Zustand vor, bei dem bestimmte Ängste ursächlich für den jeweiligen Sterbewunsch sind.
**Problem: Freitod** (wirklich frei und selbstbestimmt?) oder **Selbstmord** (Mord = Verwerflichkeitsurteil!) sind wertend und deswegen problematisch zu benutzen.

### Suizidassistenz = Beihilfe zur Selbsttötung

Beihilfe zum Suizid ist straffrei, da Selbsttötungsversuche in Deutschland straffrei sind. Dies gilt für alle Menschen jeder Berufsgruppe. So handeln Ärzte straffrei, die Suizidassistenz leisten, auch wenn dies standesrechtlich teilweise nicht zulässig ist.
Durch Sterbehilfeorganisationen wie Dignitas, Exit, den früheren Hamburger Justizsenator Roger Kusch und Einzelpersonen ist das Problem der **gewerblichen** (gegen eine Vergütung), **organisierten** (z.B. vereinsmäßig) und **geschäftsmäßigen** (wiederholten, routinemäßigen) Förderung der Beihilfe zur Selbsttötung ins Bewusstsein der Öffentlichkeit gerückt.
Hier gibt es konträre Standpunkte: 1. Ablehnung jeglicher **organisierter** Beihilfe zum Suizid, also z.B. auch durch gemeinnützige Vereine, um die Hemmschwelle für einen Suizid so hoch wie möglich anzusetzen.
2. Anerkennung des bewusst gewollten Suizides unter verschiedenen Bedingungen (Lebensbilanz, Angst vor Leiden, bestehendes Leiden ...). Wobei die Ansichten teils noch zu differenzieren sind: als Recht auf eine solche Dienstleistung, selbst bei psychischen Krankheiten oder auch nur als Recht ausschließlich in extremen Leidenssituationen am Lebensende nach einer Gewissensentscheidung des (behandelnden) Arztes.
**Problem 1**: Suizidassistenz als entlohnte Dienstleistung: Erforderliche Überwachung und Qualitätssicherung?
**Problem 2**: Extremschicksale mit Suizidassistenz als tatsächlich einzig denkbarer Lösung sind nicht immer auszuschließen, mit guter hospizlich-palliativer Versorgung werden sie sich auf wenige Einzelfälle beschränken.

### Sedierung

Beruhigung. Dabei erhält der Patient beruhigende Medikamente (Schlafmittel, Psychopharmaka, Betäubungsmittel) in einer ausreichenden Dosis, damit er ruhiger wird, leicht schläft, aber erweck- und ansprechbar bleibt. Eine Sedierung kann bei krankhafter Angst und Unruhe nötig sein.
(Siehe auch palliative Sedierung)

### Palliative Sedierung

Unter palliativer Sedierung wird die Gabe von sedierenden Medikamenten auf Wunsch des Patienten zur Minderung des Bewusstseins verstanden, um sonst unbehandelbare Beschwerden (Atemnot, Schmerzen, Angst, Unruhe, Übelkeit u.v.m.) am Lebensende in einer ethisch akzeptablen Weise zu lindern und kontrollieren zu können. Hierbei kann der Patient auch in den Tod hineinschlafen.
Bei **lege artis** durchgeführter palliativer Sedierung wird durch diese Symptomkontrolle Sterben **nicht beschleunigt**.
Die palliative Sedierung kann sehr kurz dauern oder viele Tage erforderlich sein.
**Problem 1**: vermeintliche Nähe zu Tötung auf Verlangen
**Problem 2**: Missbrauchspotenzial
Während bei Tötung auf Verlangen das Ziel verfolgt wird, das Leben des Patienten durch die Verabreichung einer deutlich über dem therapeutischen Bereich dosierten Substanz vorzeitig zu beenden, liegt bei der palliativen Sedierung das Ziel in der Symptomkontrolle und Leidenslinderung durch die **Minderung des Bewusstseins** mit einer angemessen dosierten, wiederholten Medikamentendosis. Wichtig ist eine gute Dokumentation. Tritt der Tod dabei ein, entspricht dies dem natürlichen Sterbenlassen.

### Symptomkontrolle

Reduktion der als belastend empfundenen Beschwerden auf ein erträgliches Maß. Gleichzeitig bleibt z.B. eine ausreichende Atmung erhalten. Der Patient hat nicht mehr Nebenwirkungen als notwendig und empfindet wieder mehr Lebensqualität. Es ist auch möglich, den Patienten symptomkontrolliert schlafen zu lassen, wenn er dies möchte (siehe Sedierung).
**Problem**: Unsicherheit verhindert häufig den rechtzeitigen Einsatz der Medikamente.

### Terminale Sedierung

Teils wird der Begriff »terminale« synonym zu »palliative« Sedierung verwendet, teils aber auch für eine nicht akzeptable Form der Tötung. Dabei bestünde die Intention in einem beschleunigten Herbeiführen des Todes. Es wird nicht symptomkontrolliert sediert, sondern so tief, dass sich die Atmung des Patienten verlangsamt, bis sie ganz aufhört.
**Problem**: Für Nicht-Experten ist die terminale schwer von der palliativen Sedierung zu unterscheiden.

### Aktive Lebensverkürzung

Vorschlag als Sammelbegriff für Tötung auf Verlangen und Beihilfe zur Selbsttötung, um die Diskussion klarer zu gestalten.

### Körperverletzung (am Lebensende)

Hier: Durchführung medizinisch indizierter Maßnahmen gegen den Patientenwillen (siehe dort), Durchführung nicht indizierter Maßnahmen und die Nichtbehandlung von Leiden des Patienten. Es ist ein Problem der täglichen Praxis.
Häufiges, grundsätzlich justiziables Delikt im Rahmen einer Futility (»Vergeblichkeit«, Fehl- oder Überversorgung) am Lebensende, wird in der Regel aber nicht verfolgt, weil es nicht angezeigt wird.
**Problem**: Behandlung gegen den Patientenwillen (Körperverletzung § 223 StGB).

Quelle: Deutsche PalliativStiftung. www.PalliativStiftung.de
Stand: 01.06.2021

## M 10 Anregungen zum Einsatz des TV-Films »Gott« im Unterricht

www.DasErste.de/Gott Einzelmitschnitt ist nicht erhältlich, aber eine DVD gibt es im Handel.
»Gott«, Fernsehfilm, Regie Lars Kraume, Buch Ferdinand von Schirach nach seinem gleichnamigen Theaterstück, Kamera Frank Griebe, Produktion Moovie (ARD/ORF/SRF/Degeto, 23.11.2020, 20.15–21.45 Uhr).

**Filmrezension:**
Ausgehend von der Aufhebung des Verbots der »geschäftsmäßigen« Sterbehilfe durch das Bundesverfassungsgericht vom 26.02.2020 greift der TV-Film »Gott« nach dem gleichnamigen Theaterstück und Buch von Ferdinand von Schirach die Frage auf: »Unter welchen Umständen darf man einem Menschen helfen, sich das Leben zu nehmen? Muss der Staat selbstbestimmtes Sterben ermöglichen?« Im Fernsehfilm geht es über weite Strecken um Information zur Sachlage und um die Klärung des Begriffs »assistierter Suizid«, wobei die Figuren weniger Menschen als Argumentationsweisen verkörpern.
Der Film spielt eine fiktive Sitzung des Deutschen Ethikrats durch, die öffentlich stattfindet und von eindeutigen Antithesen geprägt ist. Die Vorsitzende des Ethikrats (gespielt von Barbara Auer) leitet die Anhörung. Es geht um den exemplarischen Fall des gesunden, 78 Jahre alten, sterbewilligen Architekten Richard Gärtner (Matthias Habich). Gemeinsam mit seinem Rechtsanwalt Biegler (Lars Eidinger) plädiert er für eine ethische Akzeptanz der freien Todesentscheidung mit Hilfe moderner Medizin. Gärtners Wunsch, als »ordentlicher Mensch zu sterben«, der von den erniedrigenden Erfahrungen beim Ableben seiner Frau geprägt ist, wird unterstützt von einer juristischen Sachverständigen (Christiane Paul), die das Persönlichkeitsrecht des Bürgers auf einen selbstbestimmten Tod im Grundgesetz verankert sieht. Es gebe nach deutscher Gesetzeslage »keine Rechtspflicht, zu leben«. Dem widerspricht vehement seine Hausärztin Dr. Brandt (Anna Maria Mühe), die große persönliche Vorbehalte geltend macht. Ebenso lehnt eine Mitarbeiterin des Ethikrates (Ina Weisse) das Ansinnen ab mit dem Verweis auf die Euthanasie-Verbrechen im Nationalsozialismus. Der medizinische Sachverständige (Götz Schubert) führt standespolitische Argumente an und sieht Suizidbeihilfe im Konflikt mit der ärztlichen Berufsethik. Der theologische Sachverständige Bischof Thiel (Ulrich Matthes) stellt seine vom Glauben an Gottes ausschließliche Entscheidungskraft über Leben und Tod durchdrungene Haltung vor, da aus seiner Perspektive die Hilfe bei einem assistierten Suizid gegen das fünfte Gebot (»Du sollst nicht töten«) verstößt. Die Staatsrechtlerin und Verfassungsrichterin Frau Professor Litten (Christiane Paul), referiert die juristische Sachlage und macht deutlich, dass die Regelung eine Aufgabe der gesellschaftlichen Willensbildung sei.
Entschieden wird diese Verhandlung über den Wert von Leben und Tod von den Zuschauer:innen. Sie sollen sich als Mitglieder des Ethikrates fühlen und per Telefon oder online abstimmen, ob Herr Gärtner die tödliche Medizin erhalten darf. Das Ergebnis lautet: 70,8% ja und 29,2% nein. Die Entscheidung wurde im Anschluss an die Verkündigung in einer »hart aber fair«-Diskussion (ARD) von wirklichen Vertretern der vorgebrachten Pro- und Kontra-Argumente diskutiert.
Im Film »Gott« wird das seit Jahrzehnten kontrovers diskutierte Thema in Dialogen voller historischer und moralphilosophischer Referenzen beleuchtet. Im Unterricht ist es daher sinnvoll, die verschiedenen Diskursebenen im Detail zu betrachten.

## M 11 Mediziner protestieren mit offenem Brief gegen Suizid-Film

Die ARD zeigt »Gott« von Ferdinand von Schirach. Das Stück verhandelt die Frage, ob es ein Recht auf Suizid gibt. In einem offenen Brief kritisieren Mediziner und Psychologen, die Frage müsse lauten, ob es einen Rechtsanspruch auf assistierten Suizid gebe.

Am Montag zeigt die ARD die Verfilmung des Theaterstücks »Gott « von Ferdinand von Schirach zur besten Sendezeit im Ersten. Der Film wirft die Frage auf, ob jemand, der seinem Leben ein Ende setzen will, einen Anspruch darauf hat, dass ihm seine Hausärztin ein todbringendes Präparat besorgt. Darüber wird in einer fiktiven Sitzung des Ethikrats, der die Bundesregierung berät, diskutiert. Die Entscheidung legt die ARD den Zuschauern zur Abstimmung vor. Eine Gruppe von Palliativmedizinern und Psychologen übt daran in einem Offenen Brief, der FAZ. NET vorliegt, grundsätzliche Kritik. Der Hauptkritikpunkt lautet, dass von Schirach die falsche Frage stelle. Die Frage lautet nicht, »gibt es ein Recht auf einen Suizid?« Sie laute vielmehr: »Gibt es einen Rechtsanspruch auf einen assistierten Suizid?«

»Die handelnden Personen«, heißt es in dem Brief, »entsprechen zum Teil einem Zerrbild und auch die Fakten entsprechen zum Teil nicht dem aktuellen wissenschaftlichen Stand. Auch fehlen die Positionen der modernen Suizidprävention.«

Im Film tritt der von Matthias Habich gespielte ehemalige Architekt Richard Gärtner auf. Er ist 78 Jahre alt und bei bester Gesundheit, hat aber den Willen zu leben verloren. Er hat das Sterben seiner Frau miterlebt und sieht ohne seine Gefährtin keinen Sinn mehr im Leben. Vertreten wird sein Anspruch von seinem Anwalt Biegler (Lars Eidinger), seine Hausärztin (Anna Maria Mühe) und vor allem der Bischof Thiel (Ulrich Matthes) treten dem Ansinnen entgegen.

Von Schirachs Darstellung der widerstreitenden Personen, insbesondere die des Ärztekammervertreters, in »Gott« erscheint den Unterzeichnerinnen und Unterzeichnern des Offenen Briefs »ein wenig aus der Zeit gefallen« – weil es eben nicht um die Grundfrage nach dem Recht auf Suizid, sondern nach dem Rechtsanspruch auf einen assistierten Suizid gehe. Auch werde die Darstellung dem Umgang mit lebensmüden Patienten und deren Nöten und Sorgen nicht gerecht. Sie »negiert und entwertet die Arbeit von tausenden in Deutschland tätigen Menschen, die als Mediziner, Psychiater, Psychologen, Palliativmediziner, Pflegekräfte, Seelsorger, Mitarbeiter von Hospizen, Krisendiensten und Beratungsstellen, der Polizei, Feuerwehr oder einfach ehrenamtlich engagiert mit suizidalen Menschen zu tun haben«, heißt es in dem Brief.

Diese Menschen kämen »nicht zu Wort. Gerade die Suizidprävention und die Palliativmedizin versuchen den Menschen in seiner Not anzunehmen, mit ihm gemeinsam Wege in der krisenhaften Situation zu finden und mit ihm zu einer selbstbestimmten Entscheidung zu gelangen. Am Ende kann dies – wenn auch eher selten – in einen Suizid münden. Meist finden sich andere Lösungen. Allerdings endet diese Arbeit nicht darin, dem Protagonisten ein Suizidmittel zur Verfügung zu stellen.«

Die Unterzeichnerinnen und Unterzeichner des Offenen Briefs rügen die Darstellung des Falls, benennen aber auch, worin Ferdinand von Schirach sachlich falsch liege. So senke die Zulassung des assistierten Suizids keine Suizidraten, wie das Beispiel der Niederlande zeige (Anstieg im Zeitraum von 2003 bis 2016 von 1567 auf 1829). Sie verhindere auch keine »harten« Suizide.

Die Alternative zu einem selbstbestimmten Tod sei nicht, »sabbernd« und »an Schläuchen hängend« im Krankenhaus zu sterben, sondern eine leidensmindernde Behandlung zu erhalten. Die Gabe eines tödlichen Medikaments sei nicht die Alternative zu einem Behandlungsabbruch. Und schließlich sprächen sich deutsche Ärztinnen und Ärzte nicht mehrheitlich für den assistierten Suizid aus.

Unterzeichnet haben den Brief Georg Fiedler (ehemals Therapie-Zentrums für Suizidgefährdete in Hamburg), Arno Drinkmann (Katholische Universität Eichstädt-Ingolstadt), Iris Hauth (Ärztliche Direktorin, Alexianer St. Joseph Berlin-Weißensee), Philipp Lenz (Zentrale Einrichtung Palliativmedizin, Universitätsklinikum Münster), Anne Letsch (Leiterin internistische Onkologie, Klinik für Innere Medizin II, Universitätsklinikum Schleswig-Holstein), Ute Lewitzka (Klinik und Poliklinik für Psychiatrie und Psychotherapie, Universitätsklinikum Carl Gustav Carus Dresden), Bernd Oliver Maier (Chefarzt Med. Klinik III, St. Josefs-Hospital Wiesbaden), Hannah Müller-Pein (Institut für Sozialwesen Universität Kassel), Friedemann Nauck (Klinik für Palliativmedizin, Universitätsklinikum Göttingen), Christoph Ostgathe (Leiter der Palliativmedizinischen Abteilung, Universitätsklinikum Erlangen), Lukas Radbruch (Direktor Klinik für Palliativmedizin, Universitätsklinikum Bonn), Andreas Reif (Universitätsklinikum Frankfurt am Main, Klinik für Psychiatrie, Psychosomatik und Psychotherapie), Roman Rolke (Klinik für Palliativmedizin, Uniklinik RWTH Aachen), Henrikje Stanze (Pflegewissenschaft, Fakultät 3 Gesellschaftswissenschaften, Hochschule Bremen), Martin Teising (ehem. International Psychoanalytical University, Berlin), Martin Weber (Palliativmedizinische Abteilung, Universitätsklinikum Mainz), Manfred Woltersdorf (ehemals Ärztlicher Direktor Bezirkskrankenhaus Bayreuth).

*Michael Hanfeld*

## M 12 Mediziner gegen Mediziner

Der Film »Gott« von Ferdinand von Schirach beschwört eine heftige Kontroverse herauf. Palliativmediziner und Psychologen werfen ihm vor, er stelle die Frage nach dem Recht auf assistierten Suizid falsch. Andere Palliativmediziner und Juristen sagen nun, die Kritiker verzerrten alles von A bis Z.

Zur Ausstrahlung des Films »Gott« von Ferdinand von Schirach in der vergangenen Woche in der ARD hatte sich eine Gruppe von Palliativmedizinern und Psychologen zu Wort gemeldet, die dem Stück vorwarf, es stelle die falsche Frage. Die Frage sei nicht, ob es ein Recht auf Suizid, sondern ob es ein solches auf einen »assistierten« Suizid gebe und was daraus folge. Dieser Gruppe von Kritikern tritt nun eine zweite Gruppe von Palliativmedizinern, Juristen und Ethikern entgegen und protestiert gegen den Protest: Er interpretiere das Urteil des Bundesverfassungsgerichts falsch und stelle den Film verzerrt dar.

So treffe es nicht zu, dass das Bundesverfassungsgericht geurteilt habe, dass »alle Menschen, unabhängig von Alter und Leiden, einen Anspruch auf einen assistierten Suizid haben sollten« und ein »Rechtsanspruch auf einen assistierten Suizid« festgeschrieben werde. Ein solcher Anspruch sei »sowohl ethisch als auch juristisch ein Recht, dem eine Leistungspflicht einer anderen Person entspricht«. Und dieses habe das Bundesverfassungsgericht bei der Suizidhilfe ausdrücklich verneint. So heiße es in der Entscheidung unter anderem: »Niemand kann verpflichtet werden, Suizidhilfe zu leisten.« In der Begründung des Urteils heiße es:

»Aus dem Recht auf selbstbestimmtes Sterben leitet sich kein Anspruch gegenüber Dritten darauf ab, bei einem Selbsttötungsvorhaben unterstützt zu werden.«

Was die Darstellung des Ärztekammervertreter bei von Schirach angeht, von der die Mediziner und Psychologen, die Film und Stück kritisieren, meinen, sie wirke wie »aus der Zeit gefallen«, verweisen die Autorinnen und Autoren der Replik darauf, dass Ärzteverbandvertreter in den vergangen Jahren mit exakt jenen Argumenten und Sichtweisen aufgetreten seien, wie bei von Schirach zu hören.

### Achtung einer wohlüberlegten Selbstbestimmung

Auch stimme es nicht, dass von Schirach, wie ihm die Kritiker des ersten Offenen Briefs vorhalten, »die Arbeit von Tausenden in Deutschland tätigen Menschen, die als Mediziner, Psychiater, Psychologen, Palliativmediziner, Pflegekräfte, Seelsorger, Mitarbeiter von Hospizen, Krisendiensten und Beratungsstellen, der Polizei, Feuerwehr oder einfach ehrenamtlich engagiert mit suizidalen Menschen zu tun haben« negiere oder entwerte. Denn die genannten Gruppen kümmerten sich »in der Regel um Menschen, die *nicht-freiverantwortliche* Suizidimpulse haben«, und ihre Arbeit werde nicht entwertet, »wenn man darüber spricht, wie mit Situationen umzugehen ist, in denen diese Tätigkeit an die Grenzen ihrer Wirksamkeit stößt«. Mit ihrer Darstellung bewirkten die Kritiker eine »unterschwellige Pathologisierung und Psychiatrisierung freiverantwortlicher Suizidwünsche und der dahinterstehenden Menschen«.

*Michael Hanfeld*

Frankfurter Allgemeine 29.11.2020 – Aktualisiert: 29.11.2020, 12:39 Uhr https://www.faz.net/-gsb-a601t – 

## M 13 Hilfe bei Suizidgedanken

Wenn Sie daran denken, sich das Leben zu nehmen, versuchen Sie, mit anderen Menschen darüber zu sprechen. Es gibt eine Vielzahl von Hilfsangeboten, bei denen Sie – auch anonym – mit anderen Menschen über Ihre Gedanken sprechen können.
**Das geht telefonisch, im Chat, per Mail oder persönlich.**
**Die Telefonseelsorge** ist anonym, kostenlos und rund-um die Uhr erreichbar. Die Telefonnummern sind
**0 800/ 111 0 111** und **0 800 / 111 0 222**.
Der Anruf bei der Telefonseelsorge ist nicht nur kostenfrei, er taucht auch nicht auf der Telefonrechnung auf, ebenso nicht im Einzelverbindungsnachweis.

Ebenfalls von der Telefonseelsorge kommt das Angebot eines **Hilfe-Chats**. Die Anmeldung erfolgt auf der **Webseite der Telefonseelsorge**. Den Chatraum kann man auch ohne vereinbarten Termin betreten, mit etwas Glück ist ein Berater frei. In jedem Fall klappt es mit einem gebuchten Termin.
Das dritte Angebot der Telefonseelsorge ist die Möglichkeit der **E-Mail-Beratung**. Auf der Seite der Telefonseelsorge melden Sie sich an und können Ihre Nachrichten schreiben und Antworten der Berater lesen. So taucht der E-Mail-Verkehr nicht in Ihren normalen Postfächern auf.

Sämtliche Repräsentativumfragen, heißt es im zweiten Protestbrief weiter, zeigten, »dass eine Mehrheit der deutschen Bevölkerung für die Legalisierung der Suizidhilfe ist, meist zwischen sechzig und achtzig Prozent«. Was von den Kritikern des ersten Briefs als Stand der Wissenschaft zum assistierten Suizid dargestellt werde, seien »pure Spekulationen«. Der Vergleich mit Zahlen aus den Niederlanden sei irreführend, einen »Dammbruch« heraufzubeschwören sei »unbegründete Angstmacherei«.
Niemand, weder der in von Schirachs Stück auftretende Herr Gärtner, der aus dem Leben scheiden will, noch dessen Anwalt, fordere »dass Ärzte zur Suizidhilfe verpflichtet werden sollen. Selbst dann, wenn ein Arzt sich aus freien Stücken entschließt, diese Hilfe zu leisten, muss er nicht notwendig die normative Position des Patienten teilen. Es kommt überhaupt nicht darauf an, ob ein Arzt das Leben des Betroffenen als lebenswert oder nicht lebenswert empfindet (vor einem solchen Lebenswerturteil von außen sollte er sich ohnehin hüten), sondern es kommt einzig darauf an, ob der Arzt die fundierte, wohlüberlegte Selbstbestimmung seines Patienten achtet oder nicht – und ob er es mit seinem eigenen Gewissen für vereinbar hält, diesem Menschen Suizidhilfe zu leisten.«
Wenn Sie daran denken, sich das Leben zu nehmen, versuchen Sie, mit anderen Menschen darüber zu sprechen. Es gibt eine Vielzahl von Hilfsangeboten, bei denen Sie – auch anonym – mit anderen Menschen über Ihre Gedanken sprechen können.
Unterzeichnet ist der Protest gegen den Protest von Dietmar Beck (PM), Dieter Birnbacher (Philosoph), Gian Domenico Borasio (PM), Harald Braun (PM), Jörg Cuno (PM), Matthias Dose (Psychiater), Hans Dworzak (PM), Daniel Friedrich (Ethiker), Rita Gabler (PP), Eric Hilgendorf (Strafrechtler), Hans-Jörg Hilscher (PM), Ulrike Hofmeister (PM), Ralf Jox (Ethiker, PM), Andrea Klein (PM), Astrid Lueg (PM), Benedikt Matenaer (PM), Monika Mayer (PM), Reinhard Merkel (Jurist), Wolfgang Putz (Rechtsanwalt), Thomas Nolte (PM), Jörg Rebhan (PM), Jan-Ole Reichardt (Ethiker), Michael de Ridder (PM), Peter Schmidkonz (PM), Bettina Schöne-Seifert (Ethikerin), Angelika Schramm (PM), Franziska Schröder (Psychotherapeutin), Marco Stier (Ethiker), Matthias Thöns (PM). (Legende: Die Abkürzung PM steht für Palliativmedizin, PP für Palliativpflege).
Den Brief der Kritiker an von Schirach hatten unterschrieben: Georg Fiedler (ehemals Therapie-Zentrums für Suizidgefährdete in Hamburg), Arno Drinkmann (Katholische Universität Eichstädt-Ingolstadt), Iris Hauth (Ärztliche Direktorin, Alexianer St. Joseph Berlin-Weißensee), Philipp Lenz (Zentrale Einrichtung Palliativmedizin, Universitätsklinikum Münster), Anne Letsch (Leiterin internistische Onkologie, Klinik fürInnere Medizin II, Universitätsklinikum Schleswig-Holstein), Ute Lewitzka (Klinik und Poliklinik für Psychiatrie und Psychotherapie, Universitätsklinikum Carl Gustav Carus Dresden), Bernd Oliver Maier (Chefarzt Med. Klinik III, St. Josefs-Hospital Wiesbaden), Hannah Müller-Pein (Institut für Sozialwesen Universität Kassel), Friedemann Nauck (Klinik für Palliativmedizin, Universitätsklinikum Göttingen), Christoph Ostgathe (Leiter der Palliativmedizinischen Abteilung, Universitätsklinikum Erlangen), Lukas Radbruch (Direktor Klinik für Palliativmedizin, Universitätsklinikum Bonn), Andreas Reif (Universitätsklinikum Frankfurt am Main, Klinik für Psychiatrie, Psychosomatik und Psychotherapie), Roman Rolke (Klinik für Palliativmedizin, Uniklinik RWTH Aachen), Henrikje Stanze (Pflegewissenschaft, Fakultät 3 Gesellschaftswissenschaften, Hochschule Bremen), Martin Teising (ehem. International Psychoanalytical University, Berlin), Martin Weber (Palliativmedizinische Abteilung, Universitätsklinikum Mainz), Manfred Woltersdorf (ehemals Ärztlicher Direktor Bezirkskrankenhaus Bayreuth).

*Michael Hanfeld*

## M 14 Entscheidung des Bundesverwaltungsgerichts bei extremen Ausnahmefällen

**Zugang zu einem Betäubungsmittel, das eine schmerzlose Selbsttötung ermöglicht, darf in extremen Ausnahmesituationen nicht verwehrt werden.**

Das allgemeine Persönlichkeitsrecht aus Art. 2 Abs. 1 i.V.m. Art. 1 Abs. 1 GG umfasst auch das Recht eines schwer und unheilbar kranken Patienten, zu entscheiden, wie und zu welchem Zeitpunkt sein Leben beendet werden soll, vorausgesetzt, er kann seinen Willen frei bilden und entsprechend handeln. Daraus kann sich im extremen Einzelfall ergeben, dass der Staat den Zugang zu einem Betäubungsmittel nicht verwehren darf, das dem Patienten eine würdige und schmerzlose Selbsttötung ermöglicht. Das hat das Bundesverwaltungsgericht in Leipzig heute entschieden.

Die Ehefrau des Klägers litt seit einem Unfall im Jahr 2002 unter einer hochgradigen, fast kompletten Querschnittslähmung. Sie war vom Hals abwärts gelähmt, musste künstlich beatmet werden und war auf ständige medizinische Betreuung und Pflege angewiesen. Häufige Krampfanfälle verursachten starke Schmerzen. Wegen dieser von ihr als unerträglich und entwürdigend empfundenen Leidenssituation hatte sie den Wunsch, aus dem Leben zu scheiden. Ihren Sterbewunsch hatte sie mit ihrem Ehemann, der gemeinsamen Tochter, den behandelnden Ärzten, einem Psychologen, dem Pflegepersonal und einem Geistlichen besprochen. Im November 2004 beantragte sie beim Bundesinstitut für Arzneimittel und Medizinprodukte (BfArM) die Erlaubnis zum Erwerb einer tödlichen Dosis eines Betäubungsmittels. Das BfArM lehnte den Antrag im Dezember 2004 ab, weil eine Erlaubnis mit dem Ziel der Selbsttötung nicht vom Zweck des Betäubungsmittelgesetzes gedeckt sei. Im Februar 2005 reisten der Kläger und seine Frau in die Schweiz, wo sie sich mit Unterstützung eines Vereins für Sterbehilfe das Leben nahm. Die nach erfolglosem Widerspruchsverfahren erhobene Klage auf Feststellung, dass der Versagungsbescheid rechtswidrig und das BfArM zur Erlaubniserteilung verpflichtet gewesen sei, wies das Verwaltungsgericht Köln im Februar 2006 als unzulässig ab. Es war der Auffassung, dass der Kläger nicht klagebefugt sei, weil er durch die Ablehnung der von seiner Ehefrau beantragten Erlaubnis nicht in eigenen Rechten verletzt sein könne. Das Rechtsmittel vor dem Oberverwaltungsgericht Münster sowie die Verfassungsbeschwerde beim Bundesverfassungsgericht blieben ohne Erfolg. Der Europäische Gerichtshof für Menschenrechte entschied mit Urteil vom 19. Juli 2012, dass der Kläger aus dem Recht auf Achtung des Privat- und Familienlebens nach Art. 8 der Europäischen Menschenrechtskonvention (EMRK) einen Anspruch darauf habe, dass die nationalen Gerichte die Begründetheit der Klage prüften. In dem daraufhin wiederaufgenommenen Klageverfahren wurde das Feststellungsbegehren des Klägers von den Vorinstanzen als unbegründet abgewiesen. Das BfArM habe zu Recht angenommen, dass die beantragte Erlaubnis nach den Vorschriften des Betäubungsmittelgesetzes zu versagen sei. Darin liege auch weder ein Verstoß gegen Grundrechte noch gegen Rechte und Freiheiten nach der EMRK.

Auf die Revision des Klägers hat das Bundesverwaltungsgericht die Urteile der Vorinstanzen geändert und festgestellt, dass der Versagungsbescheid des BfArM rechtswidrig gewesen ist. Im Übrigen hat es die Revision zurückgewiesen. Nach den Vorschriften des Betäubungsmittelgesetzes ist es grundsätzlich nicht möglich, den Erwerb eines Betäubungsmittels zum Zweck der Selbsttötung zu erlauben. Hiervon ist im Lichte des genannten Selbstbestimmungsrechts in Extremfällen eine Ausnahme für schwer und unheilbar kranke Patienten zu machen, wenn sie wegen ihrer unerträglichen Leidenssituation frei und ernsthaft entschieden haben, ihr Leben beenden zu wollen, und ihnen keine zumutbare Alternative – etwa durch einen palliativmedizinisch begleiteten Behandlungsabbruch – zur Verfügung steht. Ihnen darf der Zugang zu einem verkehrs- und verschreibungsfähigen Betäubungsmittel, das eine würdige und schmerzlose Selbsttötung erlaubt, nicht verwehrt sein. Deshalb hätte das BfArM prüfen müssen, ob hier ein solcher Ausnahmefall gegeben war. Diese Prüfung lässt sich nach dem Tod der Ehefrau des Klägers nicht mehr nachholen. Eine Zurückverweisung der Streitsache an die Vorinstanz zur weiteren Sachverhaltsaufklärung scheidet daher ebenso aus wie die Feststellung, dass das BfArM zur Erlaubniserteilung verpflichtet gewesen wäre.

BVerwG 3 C 19.15 – Urteil vom 02. März 2017

Vorinstanzen:
OVG Münster 13 A 1299/14 – Urteil vom 19. August 2015
VG Köln 7 K 254/13 – Urteil vom 13. Mai 2014

*Pressemitteilung des Bundesverwaltungsgerichts Nr. 11/2017, www.bverwg.de*

**Aufgaben:**

1. Diskutiere das Problem des Zugangs zu einem Betäubungsmittel, das eine schmerzlose Selbsttötung ermöglicht – auf dem Hintergrund der Bundestagsentscheidung von 2015 vs. 2020.
2. Versetze dich in die Situation des Ehemannes und diskutiere in der Gruppe über das allgemeine Persönlichkeitsrecht, auf das die Leipziger Richter verwiesen.
3. Inwiefern widerspricht das Urteil des Bundesverwaltungsgerichts dem neuen Paragrafen 217 StGB vom 26. Februar 2020?

## M 15a Allgemeines zum Johanniter-Ritter-Orden

»Der Ritterliche Orden St. Johannis vom Spital zu Jerusalem ist der älteste geistliche Ritterorden. ... Nach den Quellen gründeten Kaufleute aus Amalfi zwischen 1048 und 1071 in Jerusalem ein Hospital für arme und kranke Pilger, das von einer Laienbruderschaft geleitet wurde. Die Eroberung Jerusalems durch die Kreuzfahrer (1099) war für das Hospital zunächst ohne Einfluss. 1113 konnte es von Papst Paschalis II. ein Schutzprivileg erlangen, das bereits sieben Filialhospitäler in Bari, Otranto, Tarent, Messina, Pisa, Asti und Saint Gilles (Südfrankreich) erwähnt.

Unter Raimund von Puy (1120–1160), der dem ersten bekannten Meister Gerhard nachfolgte, vollzog sich der Wandel von der Spitalbruderschaft zum geistlichen Ritterorden. Über die diakonischen Tätigkeiten hinaus übernahm er militärische Aufgaben. ... Nach dem Fall Akkos (1291) und dem damit verbundenen endgültigen Verlust des Heiligen Landes für die Kreuzfahrer war vorübergehend Limassol auf Zypern, sodann Rhodos (1306–1522) Hauptsitz des Johanniterordens. Infolge der Aufhebung des Templerordens (1312) erwarb der Johanniterorden in Europa zusätzlichen Besitz. Der Johanniterorden konnte seine Herrschaft von Rhodos aus auf andere Inseln des Dodekanes und bis auf das kleinasiatische Festland ausdehnen. Obwohl der Johanniterorden mehrere osmanische Angriffe erfolgreich abwehren konnte, ging Rhodos 1522/23 verloren. 1530 wurde der Johanniterorden von Kaiser Karl V. mit Malta belehnt. Die Reformation führte zum Verlust von Besitzungen vorwiegend in England und Skandinavien. Gleichwohl verblieben die protestantischen Ritter der Balley Brandenburg [Balley = Verwaltungsbezirk oder Ordensprovinz eines Ritterordens] weiterhin im Johanniterorden. Die seit 1351 nachgewiesene Balley Brandenburg, aus der sich der heutige evangelische Johanniterorden entwickelte, nahm schon im Mittelalter eine Sonderstellung innerhalb des deutschen Großpriorats und des Gesamtordens ein. Dadurch überdauerte sie die Reformation und blieb bis zum 19. Jahrhundert, auch wenn nur lose eingebunden, im Gesamtverband des Ordens. ... 1852 stellte König Friedrich Wilhelm IV. den Johanniterorden als selbstständigen geistlichen Ritterorden wieder her. Dieser nunmehr rein evangelische Johanniterorden (amtlich ›Balley Brandenburg des Ritterlichen Ordens vom Spital zu Jerusalem, genannt Der Johanniterorden«) widmet sich diakonischen Aufgaben und tritt für den christlichen Glauben ein. Dem Johanniterorden (Sitz in Potsdam, Verwaltung in Berlin) gehören weltweit in 18 deutschen und fünf ausländischen Genossenschaften bzw. Kommenden über 4000 Ritter an. ... Der Johanniterorden trägt Altenpflegeeinrichtungen und Krankenhäuser. Als Ordenswerke bestehen die Johanniter-Unfall-Hilfe e.V. ..., der Johanniter-Schwesternschaft e.V. und die Johanniter-Hilfsgemeinschaften.‹

https://www.johanniter.de/johanniterorden/ueber-den-johanniterorden/geschichte/

Als Teil der Diakonie sind die Johanniter selbstverständlich auch in die gesellschaftlichen Diskussionen um medizinethische Fragen miteingebunden und müssen zu Fragen der Organtransplantation, Sterbehilfe, Schwangerschaftsabbruch u.a.m. Stellung beziehen. Dankenswerterweise hat uns die Ordensleitung der Johanniter eine aktuelle Stellungnahme zum medizinisch-assistierten Suizid zukommen lassen, die wir wegen ihrer Positionierung und Argumentation vollständig in das Buch aufgenommen haben. Nachfolgend der Text der Erklärung vom Mai 2021 (**M 15b**).

## M 15b Dem Leben dienen – bis zuletzt

### Stellungnahme der zentralen Ethikkommission des Johanniterordens zum assistierten Suizid

In seinem Urteil vom 26. Februar 2020 hat das Bundesverfassungsgericht die Verfassungswidrigkeit des Verbotes der geschäftsmäßigen Förderung der Selbsttötung festgestellt und den 2015 vom Deutschen Bundestag verabschiedeten § 217 StGB für nichtig erklärt. Das Gericht stellt fest, dass der Gesetzgeber die Suizidhilfe sehr wohl regulieren, aber nicht völlig verbieten darf.

Nach Ansicht des Gerichts schließt das Recht auf selbstbestimmtes Sterben nicht nur die Freiheit ein, sich das Leben zu nehmen, sondern auch das Recht, hierbei auf die Hilfe Dritter zurückzugreifen. Es vertritt außerdem die Auffassung, das Recht zur Selbsttötung sei »nicht auf fremddefinierte Situationen wie schwere oder unheilbare Krankheitszustände oder bestimmte Lebens- und Krankheitsphasen beschränkt«, sondern bestehe in jeder Lebensphase. Die Entscheidung, dem eigenen Leben ein Ende zu setzen, entziehe »sich einer Bewertung anhand allgemeiner Wertvorstellungen, religiöser Gebote, gesellschaftlicher Leitbilder für den Umgang mit Leben und Tod oder Überlegungen objektiver Vernünftigkeit«. Das Recht zur Selbsttötung könne auch »nicht mit der Begründung verneint werden, dass sich der Suizident seiner Würde begibt, weil er mit seinem Leben zugleich die Voraussetzung seiner Selbstbestimmung aufgibt.« Nach Ansicht des Gerichts ist die selbstbestimmte Verfügung über das eigene Leben »vielmehr unmittelbarer Ausdruck der der Menschenwürde innewohnenden Idee autonomer Persönlichkeitsentfaltung« und somit, »wenngleich letzter, Ausdruck von Würde.« Allerdings stellt das Gericht auch fest, dass niemand zur Suizidhilfe verpflichtet werden kann.

Die verfassungsrechtliche Frage, ob Menschenwürde und allgemeines Persönlichkeitsrecht zwingend nur in der Weise auszulegen sind, wie es das Bundesverfassungsgericht getan hat, wird unterschiedlich beantwortet. Art. 2 GG, mit dem das Gericht sein Urteil begründet, lautet: »Jeder hat das Recht auf die freie Entfaltung seiner Persönlichkeit, soweit er nicht die Rechte anderer verletzt und nicht gegen die verfassungsmäßige Ordnung oder das Sittengesetz verstößt.« In einer pluralistischen Gesellschaft lässt sich über die Existenz eines universalgültigen Sittengesetzes und seinen Inhalt kaum noch ein Konsens erzielen. Man kann das Urteil des Bundesverfassungsgerichts als Dokument dieser Problematik lesen.

**Die Kirchen und die Diakonie haben die Pflicht, für ihre biblisch begründete Sicht des Lebens und des Sterbens in einer pluralistischen Gesellschaft einzutreten und zu werben. Auch der Johanniterorden mit seinen Werken und Einrichtungen sieht seine Aufgabe darin, seine ethischen Grundwerte und Überzeugungen gegenüber Patienten, Angehörigen und der Öffentlichkeit zu kommunizieren.**

Der Johanniterorden ist der Überzeugung, dass das Gericht ein Verständnis menschlicher Würde vertritt, das mit einem christlichen Verständnis von Menschenwürde nicht deckungsgleich ist. **Nach christlicher Überzeugung gründet die Würde des Menschen in seiner Gottebenbildlichkeit und im Verständnis des Lebens als Gabe Gottes, die es vom ersten Moment bis zum letzten Atemzug zu achten und zu schützen gilt. Als Ebenbild Gottes ist jeder Mensch ein Abbild der göttlichen Liebe, unabhängig von seiner Fähigkeit zur Selbstbestimmung, seinen Leistungen, Stärken und Schwächen, seiner Gesundheit, Krankheit oder Behinderung. Darin gründet der Sinn unseres Daseins im Leben wie im Sterben und eine Hoffnung, die über den Tod hinausreicht.**

In der ethischen, juristischen und theologischen Diskussion steht außer Frage, dass Menschenwürde und Selbstbestimmung bzw. Autonomie aufs engste miteinander zusammenhängen. Dem steht allerdings entgegen, dass die menschliche Lebenswirklichkeit nur sehr eingeschränkte Autonomieerfahrungen bietet.

Strittig ist auch, ob Autonomie den inneren Kern der Menschenwürde ausmacht, sodass Menschenwürde und Autonomie geradezu synonym sind. Der Verlust der Autonomie kann in diesem Fall als Verlust der Menschenwürde gedeutet werden, was die Frage aufwirft, welchen Status Menschen z.B. im irreversiblen Wachkoma haben.

Nach christlichem Verständnis lässt sich Autonomie als wesentlicher Ausdruck der Menschenwürde interpretieren, ist mit dieser aber nicht deckungsgleich. Mit der Gottebenbildlichkeit begründet die Bibel das Verbot, einen Menschen zu töten (vgl. 1. Mose 9,6). So gewiss der Mensch seinem Wesen nach zu einem selbstbestimmten und bewussten Leben bestimmt ist, lässt sich die Gottebenbildlichkeit des Menschen doch nicht auf seine theoretische und praktische Vernunft reduzieren. Unser Personsein ist mit unserer leiblichen Existenz gegeben. Alle lebenden Menschen haben die gleiche Würde, die nicht verloren oder ihnen abgesprochen werden kann. Auch Menschen im sogenannten Wachkoma und Menschen mit kognitiven Beeinträchtigungen oder mit einer fortgeschrittenen Demenz sind ebenso wie ungeborene Kinder Personen, weil Gott auch zu ihnen in einer personalen Beziehung steht. Sie sind dazu bestimmt, dass auch wir mit ihnen in einer von Liebe getragenen personalen Beziehung stehen und sie als Personen in unsere menschliche Gemeinschaft einbeziehen.

Weil der Mensch ein Beziehungswesen ist, bedeutet selbstbestimmtes Leben verantwortungsvoll zu leben. Die Verantwortung, die wir für uns selbst tragen, besteht nicht nur allein uns selbst gegenüber. Wir tragen sie auch gegenüber den Menschen, zu denen wir in Beziehung stehen, und vor Gott, dem wir das Leben als Gabe und Aufgabe verdanken. Das Selbstbestimmungsrecht am Lebensende zu achten und zu stärken, ist aus Sicht christlicher Ethik zu begrüßen. Dazu gehören der Verzicht auf lebenserhaltende Maßnahmen, Therapieverzicht und Therapieabbruch, Patientenverfügungen und Vorsorgevollmachten. Die Achtung und Stärkung des Selbstbestimmungsrechtes von Patienten, Klienten, Bewohnerinnen und Bewohnern entspricht insoweit christlichen Grundsätzen, als es wohl ein Recht auf Leben, aber keine Pflicht zum Leben gibt, aus der das Recht des Staates abzuleiten wäre, einen Menschen – sofern er seine Entscheidungsfreiheit nicht durch eine psychische Erkrankung oder eine kognitive Beeinträchtigung eingeschränkt ist – gegen seinen ausdrücklichen Willen zum Weiterleben zu zwingen. Autonomie und Gewissensfreiheit sind auch aus christlicher Sicht ein hohes Gut. Unsere Letztverantwortung besteht gegenüber Gott.

Die Achtung der Selbstbestimmung eines Patienten steht freilich nicht notwendigerweise im Gegensatz zur Fürsorge. Sie ist vielmehr als Element der Fürsorge zu verstehen. Allerdings kann die Furcht vor paternalistischer Bevormundung in die Verweigerung von gebotener Zuwendung und Fürsorge umschlagen. Zur Fürsorge im christlichen Sinne gehört die grundsätzliche Verantwortung, unseres Bruders und unserer Schwester Hüter zu sein (vgl. 1. Mose 4,9).

Die einseitige Betonung des Selbstbestimmungsrechts, ganz unabhängig davon, ob jemand schwerkrank oder nur seines Lebens überdrüssig ist, birgt jedoch Gefahren für den Lebensschutz. Zwar ist gegenüber spekulativen Dammbruchargumenten Vorsicht geboten. Die Entwicklung in den Beneluxstaaten zeigt aber, dass die Erweiterung des Angebotes die Nachfrage steigert.[1] Daher steht zu befürchten, dass sich der Druck auf Patienten und pflegebedürftige Menschen sowie auf Menschen mit Behinderungen erhöht, welche von erweiterten Möglichkeiten der Suizidhilfe keinen Gebrauch machen wollen. In Anbetracht steigender Kosten im Gesundheitswesen und in der Pflege wäre eine solche Entwicklung verhängnisvoll.

**Der Johanniterorden weist den Vorschlag, in diakonischen Einrichtungen besonders qualifizierte interdisziplinäre Teams zu bilden, um Hilfe zum Suizid zu leisten,[2] entschieden zurück. Ebenso lehnt der Orden die Mitwirkung von eigens geschulten Seelsorgerinnen und Seelsorgern an professioneller Suizidassistenz als »erweiterte Kasualpraxis« in Gestalt der Begleitung der Angehörigen und der Suizidenten ab. Die Einrichtungen des Johanniterordens bieten kein regelhaftes Angebot der Suizidhilfe und tragen dafür Sorge, dass eine solche Hilfe auch nicht durch Ärzte, Pflegefachpersonen und jegliches Personal der Einrichtungen des Ordens geleistet wird.** Niemand, der im Wirkungsbereich des Ordens tätig ist, darf offen oder verdeckt genötigt werden, am Suizid eines Dritten in irgendeiner Art und Weise mitzuwirken. Aus der Verweigerung darf auch niemandem ein beruflicher oder sonstiger Nachteil entstehen.

**Der Johanniterorden vertritt die Überzeugung, dass Suizidhilfe weder ein Teil der ärztlichen noch der pflegerischen Tätigkeit ist.** Genauso wie Ärzte können auch Pflegende mit dem Wunsch von Patienten oder Bewohnern von Pflegeheimen oder Einrichtungen der Altenhilfe nach Sterbehilfe oder Suizidhilfe konfrontiert werden. Hier braucht es dringend ethische Richtlinien und auch gesetzliche Regelungen im Berufsrecht für Pflegefachkräfte.

Darüber hinaus fordert der Johanniterorden verbindliche rechtliche Regelungen, die auch für die Rechtsträger von Kliniken, Alten- und Pflegeheimen und Einrichtungen der Behindertenhilfe – vor allem im Bereich von Kirche und Diakonie – sicherstellen, dass diese auch nicht von Heimbewohnern oder Patienten genötigt werden können, solche Handlungen zu setzen. Es muss feststehen, dass Einrichtungen der Diakonie vorab bei Aufnahme in ihre Kliniken, Einrichtungen der stationären Langzeitpflege und dergleichen zivilrechtlich wirksame Vereinbarungen treffen können, nicht Maßnahmen der Suizidhilfe mitwirken müssen. Dies muss auch dadurch abgesichert sein, dass nicht solchen Rechtsträgern irgendwelche Berechtigungen oder sonstige öffentlich-rechtliche Subventionen deshalb entzogen werden dürfen.

»Wer nicht mehr leben kann, dem hilft auch der Befehl, dass er leben soll, nicht weiter« (Dietrich Bonhoeffer). **Aus christlicher Sicht ist niemand zum Leben oder Weiterleben zu zwingen, wohl aber zum Leben zu ermutigen.** Geäußerte Sterbewünsche und Suizidabsichten sind ernst zu nehmen. Sie dürfen aber auch nicht unbedacht als Ausdruck eines autonomen Willens und einer wohlüberlegten freien Entscheidung genommen werden, sondern sind eher regelhaft verbunden mit physischen oder psychischen Erkrankungen oder können ein Symptom für tieferliegende Probleme (empfundene Ausweglosigkeit) sein, auf die eine andere Antwort als die Umsetzung des Suizidwunsches in die Tat gegeben werden muss. Menschen mit suizidaler Absicht können auch krankheitsbedingt phasenweise in ihrer Willens- und Entscheidungsfähigkeit eingeschränkt sein. **Deshalb sind vorbeugende Schutzkonzepte unerlässlich, und die Einrichtungen des Johanniterordens bleiben auch in Zukunft Schutzräume für Schwache und Lebensmüde.**

Ein konkretes Beispiel für derartige Schutzkonzepte sind Instrumente des Vorsorgedialogs bzw. Advance Care Planning. Die Langzeit-Pflegeeinrichtungen des Johanniterordens sehen es als eine Aufgabe, im Sinne von »Schutzkonzepten« für Advance Care Planning und Instrumente der gemeinsamen Entscheidungsfindung zu sorgen, die ihr Augenmerk auf die Vulnerabilität der Pati-

1 Vergleicht man den absoluten Anteil an assistierten Suiziden an den Sterbezahlen insgesamt, ist die Entwicklung im amerikanischen Bundesstaat Oregon und in der Schweiz weniger ausgeprägt als in den Niederlanden, wo es allerdings auch Tötung auf Verlangen gibt. Jedoch ist auch in Oregon und in der Schweiz ein relativer Anstieg der Zahlen assistierter Suizide zu beobachten.

2 Vgl. Reiner Anselm/Isolde Karle/Ulrich Lilie, Den assistierten professionellen Suizid ermöglichen, FAZ, Nr. 8, 11.1.2021, S. 6.

enten und Bewohner richten. Eine gemeinsame Entscheidungsfindung (»shared decision making«) von Patienten, Bewohnern oder ihren gesetzlichen Vertretern, Ärzten und Pflegepersonen setzt voraus, dass die Betroffenen ausreichend informiert entscheiden können. Viele Patienten und Bewohner sind dazu jedoch aus unterschiedlichen Gründen nicht mehr in der Lage und deshalb in besonderem Maße schutzbedürftig. Die Einrichtungen des Johanniterordens nehmen ihre Aufgabe als Schutzräume auch dadurch wahr, dass sie in ihren Räumlichkeiten keine Vortrags- oder Informationsveranstaltungen von Sterbehilfeorganisationen zum assistierten Suizid durchführen.

**Wie es Fälle der Selbsttötung geben kann, in denen sich ein moralisches und erst recht ein theologisches Urteil verbietet, so auch Fälle der Suizidhilfe.** Es kann Situationen geben, in denen ein Mensch – auch wenn er sein Gewissen vor Gott prüft – für sich keinen anderen Weg sieht, als einem anderen Menschen bei der Selbsttötung zu helfen oder zur Seite zu stehen. Das kann im Einzelfall auch als eine Aufgabe der seelsorglichen Begleitung gesehen werden. Solche Fälle können als Grenzfälle vorkommen, als tragische Situation oder als ethisches Dilemma, in der sich die Betroffenen vor die unmögliche Wahl einer *tragic choice* gestellt sehen.

Es entspricht der grundlegenden evangelischen Sichtweise von Sünde, Glaube und Rechtfertigung, von Freiheit, Liebe und Verantwortung vor Gott und den Menschen sowie den Grenzen der Ethik und des Ethischen, wenn eine solche Handlungsweise im konkreten Einzelfall dem göttlichen Urteil überlassen bleibt. **Keinesfalls darf aber daraus gefolgert werden, dass der Einsatz für das Leben und die Entscheidung für den Tod aus christlicher Sicht gleichrangige Optionen sind.**

**Organisierte Suizidhilfe macht aus möglichen individuellen Grenzfällen ein regelhaftes, institutionalisiertes Handeln. Dies ist aber mit den ethischen Grundsätzen des Johanniterordens nicht in Einklang zu bringen. Der Orden betrachtet mit Sorge, dass die Legalisierung – und das heißt auch Reglementierung – organisierter Suizidhilfe Auswirkungen auf die gesellschaftliche Einstellung zu Sterben und Tod hat, die wiederum Rückwirkungen auf den Einzelfall haben, in denen ein schwerkranker Patient und seine Angehörigen vor der drängenden Frage stehen, wie sie die Situation ertragen können und welche Hilfe der Leidenslinderung es für sie gibt.**

Von der abgelehnten Suizidhilfe ist die Ermöglichung und Begleitung des freiwilligen Verzichts auf Nahrung und Flüssigkeit (FVNF) zu unterscheiden. Palliativgesellschaften weisen zu Recht auf die bestehenden Unterschiede zwischen FVNF und Suizid hin. Allerdings lässt sich zwischen beiden Handlungsweisen nicht in jedem Fall eine kategorische Grenze ziehen. Was dies für die Praxis in kirchlich-diakonischen Einrichtungen bedeutet, wird weiter zu diskutieren sein.

**Der Grundsatz der Diakonie und des Johanniterordens kann nicht lauten: »Sterbewünsche erfüllen«, sondern nur: »Dem Leben dienen – bis zuletzt«. Dazu gehört die Begleitung im Sterben, nicht aber die Herbeiführung des Todes.**

**Zu den Aufgaben von Diakonie und Seelsorge, Medizin und Pflege gehört es freilich auch, Sterbewünsche von Patienten und Bewohnern wahrzunehmen und darüber mit den Betroffenen in ein vertrauensvolles Gespräch zu kommen, statt sie mit ihren Ängsten und Gedanken alleinzulassen. Die Mitarbeiterinnen und Mitarbeiter benötigen dafür professionelle Unterstützung. Deshalb braucht es in den Einrichtungen Instrumente der strukturierten, prozessorientierten Ethikberatung und einer etablierten Organisationsethik sowie Schulungen zum Umgang mit Todeswünschen von Klienten und Patienten.**

Auch wenn der Johanniterorden die Ansicht vertritt, dass Suizidhilfe kein Teil der ärztlichen Tätigkeit ist und dies auch in Zukunft nicht sein soll, dürfte ein offenes – selbstverständlich vertrauliches und der ärztlichen Schweigepflicht unterliegendes – Gespräch zwischen Arzt und Patient über einen bestehenden Suizidgedanken oder gar Suizidwunsch sowie über verschiedene Möglichkeiten der Selbsttötung gerade der Suizidprophylaxe dienen. Über die Möglichkeit des Suizids zu sprechen, kann aber eine befreiende Wirkung haben, weil der Betroffene nun nicht mehr mit seinen Gedanken allein ist. Jede Regulierung ärztlicher Suizidhilfe wertet diese freilich zu einem Teil der ärztlichen Tätigkeit auf, was der Johanniterorden ablehnt.

Befürworter einer professionellen Suizidassistenz in kirchlich-diakonischen Einrichtungen sehen eine Aufgabe darin, »brutale« Suizide zu verhindern. Zwar mag es sein, dass ein unter ärztlicher Assistenz durch Einnahme von Barbituraten vollzogener Suizid, der ohne äußere Qualen verläuft, als gewaltarm empfunden wird. Für den Suizidwilligen und diejenigen, die ihn begleiten, mag das zutreffen.

Es ist aber doch auch zu bedenken, welche Folgen die Etablierung einer professionalisierten Suizidassistenz für Mitbewohner einer Einrichtung, für die Mitarbeiterinnen und Mitarbeiter, auch für die Angehörigen anderer Heimbewohnerinnen und -bewohner und somit für die gesamte Kultur des Hauses hat. Was löst es bei Bewohnern aus, wenn sie wissen, dass mit Hilfe des Personals regelhaft Suizide ausgeführt werden? Wie weit wird dadurch der Lebenswille der übrigen Bewohner geschwächt und somit die Suizidprävention in der Einrichtung konterkariert? Ist nicht auch das eine Form von Gewalt? Zudem ist, wie die Zahlen aus anderen Ländern nahelegen, zu befürchten, dass die Anzahl sonstiger Suizide durch prozessorale Regelungen nicht wesentlich sinken wird.

Auch wenn es der Johanniterorden aufgrund seiner christlichen Grundlagen ablehnt, in seinen Einrichtungen durch eigene Mitarbeiter Suizidhilfe zu leisten, kann möglicherweise nicht ausgeschlossen werden, dass er sich künftig aufgrund staatlicher Gesetzgebung gezwungen sieht, Suizidhilfe durch Dritte in seinen Häusern zuzulassen. Hierbei ist wohl, was das Hausrecht und Aktivitäten Dritter betrifft, zwischen Krankenhäusern, Hospizen, betreutem Wohnen und Pflegeeinrichtungen zu unterscheiden. Ob oder in welchen Fällen kraft Hausrecht oder durch Heimverträge Suizidhelfern der Zutritt verweigert werden darf, ist rechtlich zu prüfen. Im Unterschied zu Krankenhäusern sind stationäre Pflegeeinrichtungen der dauerhafte Wohnort für ihre Bewohnerinnen und Bewohner. Bewohnerverträge, die es Bewohnerinnen und Bewohnern untersagen, Suizidhelfer zu sich zu lassen, stellen möglicherweise einen unzulässigen Eingriff in Grundrechte dar, die nach dem Urteil des Bundesverfassungsgerichts vom Februar 2020 verfassungswidrig sind. Der Johanniterorden wird die Möglichkeit verfassungskonformer Formen der Duldung von Suizidhilfe Dritter in eigenen Häusern prüfen, die sich nicht als Billigung missverstehen lassen. Darüber, wie mit dieser Möglichkeit diakonisch und seelsorglich verantwortungsvoll umgegangen werden kann, sind weitere Beratungen erforderlich.

Auch wenn Kirche und Diakonie die regelhafte Suizidassistenz ablehnen, können sie nicht ausschließen, dass die Dienstleistung von Sterbehilfeorganisationen in Anspruch genommen wird, genauso wenig wie die Suizidassistenz von Ärzten, die nicht mit derartigen Organisationen kooperieren. Ihre Aktivitäten durch diakonieeigene Sterbehilfeangebote unterbinden zu wollen, geht jedoch in die falsche Richtung. Die gesetzliche Rechtmäßigkeit des Handelns von Sterbehilfeorganisationen, das möglicherweise auch von Kirchenmitgliedern in Anspruch genommen wird, ist von den Kirchen zu respektieren. Das hindert sie jedoch nicht daran, weiterhin für ihre Sichtweise einzutreten, dass vom christlichen Verständnis des Lebens als Gabe und Aufgabe her der Suizid eine vor Gott zu verantwortende Ausnahmehandlung und die gewerbsmäßige Suizidhilfe nicht mit christlicher Ethik vereinbar ist.

**Der Johanniterorden sieht es als seine Aufgabe, an der Verbesserung und dem Ausbau einer flächendeckenden Palliativversorgung mitzuwirken. Pflegeeinrichtungen des Ordens sollten vermehrt von palliativen Angeboten Gebrauch machen. Örtliche Hospizvereine und die regionale ambulante Palliativversorgung (SAPV) sollten in keiner Alteneinrichtung fehlen. Bereits vorliegende Gesetzentwürfe zur Regelung der Suizidhilfe sehen die verpflichtende Beratung von Suizidwilligen vor. Ein flächendeckendes Beratungssystem wird erhebliche Kosten verursachen. Die politische Forderung von Kirche und Diakonie muss lauten, dass der Staat zumindest die gleiche Summe, wenn nicht sogar mehr, zusätzlich für den weiteren Ausbau von Hospizen, Palliativmedizin, Palliative Care und Suizidprävention aufwendet.**

**Die gesellschaftliche Aufgabe besteht darin, den Ängsten und der Einsamkeit der Schwerkranken und Sterbenden entgegenzuwirken und eine neue Kultur der Solidarität mit den Sterbenden zu entwickeln. Was Sterbende brauchen, ist unsere Solidarität, nicht das todbringende Medikament.**

Ärzte und Pflegende, wie überhaupt alle, die Sterbende begleiten, sind auf Unterstützung und öffentliche Solidarität wie auf qualifizierte medizinethische Aus- und Fortbildung angewiesen. Die geforderte Kultur der Solidarität schließt praktische Maßnahmen zur Beseitigung von personellen, räumlichen und strukturellen Engpässen in der Pflege sowie eine gesellschaftliche, aber auch finanzielle Aufwertung des Pflegeberufs ein. Gefordert ist eine Gestaltung der gesellschaftlichen Verhältnisse, aber auch der Medizin und der Pflege in Kliniken und Einrichtungen der Langzeitpflege, welche die Würde des Menschen im Leben wie im Sterben achtet.

Berlin, den 25. Mai 2021



**Aufgaben:**

1. Analysieren Sie den Text des Johanniterordens hinsichtlich seiner ethischen Argumentation und fassen Sie die Stellungnahme des Ordens in einer These zusammen.
2. Überprüfen Sie die theologische Begründung des Ordens auf Konsistenz und theologische Stichhaltigkeit und formulieren Sie mögliche andere argumentative Zugänge.

## M 15c Leitsätze des Johanniterordens zum assistierten Suizid

In seinem Urteil vom 26. Februar 2020 hat das Bundesverfassungsgericht die Verfassungswidrigkeit des Verbotes der geschäftsmäßigen Förderung der Selbsttötung festgestellt und den 2015 vom Deutschen Bundestag verabschiedeten § 217 StGB für nichtig erklärt. Das Gericht stellt fest, dass der Gesetzgeber die Suizidhilfe sehr wohl regulieren, aber nicht völlig verbieten darf. Zur Frage, wie Suizidhilfe aus christlicher Sicht zu beurteilen ist und welche Konsequenzen aus dem Gerichtsurteil für die eigenen Einrichtungen zu ziehen sind, bezieht der Johanniterorden folgendermaßen Stellung:

1. Die Kirchen und die Diakonie haben die Pflicht, für ihre biblisch begründete Sicht des Lebens und des Sterbens in einer pluralistischen Gesellschaft einzutreten und zu werben. Auch der Johanniterorden mit seinen Werken und Einrichtungen sieht seine Aufgabe darin, seine ethischen Grundwerte und Überzeugungen gegenüber Patienten, Angehörigen und der Öffentlichkeit zu kommunizieren.
2. Nach christlicher Überzeugung gründet die Würde des Menschen in seiner Gottebenbildlichkeit und im Verständnis des Lebens als Gabe Gottes, die es vom ersten Moment bis zum letzten Atemzug zu achten und zu schützen gilt. Als Ebenbild Gottes ist jeder Mensch ein Abbild der göttlichen Liebe, unabhängig von seiner Fähigkeit zur Selbstbestimmung, seinen Leistungen, Stärken und Schwächen, seiner Gesundheit, Krankheit oder Behinderung. Darin gründet der Sinn unseres Daseins im Leben wie im Sterben und eine Hoffnung, die über den Tod hinausreicht.
3. Der Johanniterorden weist den Vorschlag, in diakonischen Einrichtungen besonders qualifizierte interdisziplinäre Teams zu bilden, um Beihilfe zum Suizid zu leisten, entschieden zurück. Ebenso lehnt der Orden die Mitwirkung von eigens geschulten Seelsorgerinnen und Seelsorgern an professioneller Suizidassistenz als »erweiterte Kasualpraxis« in Gestalt der Begleitung der Angehörigen und der Suizidenten ab.
4. Die Einrichtungen des Johanniterordens bieten kein regelhaftes Angebot der Suizidhilfe und tragen dafür Sorge, dass eine solche Hilfe auch nicht durch Ärzte, Pflegefachpersonen und jegliches Personal der Einrichtungen des Ordens geleistet wird.
5. Der Johanniterorden vertritt die Überzeugung, dass Suizidhilfe weder ein Teil der ärztlichen noch der pflegerischen Tätigkeit ist.
6. Aus christlicher Sicht ist niemand zum Leben oder Weiterleben zu zwingen, wohl aber zum Leben zu ermutigen. Deshalb sind vorbeugende Schutzkonzepte unerlässlich, und die Einrichtungen des Johanniterordens bleiben auch in Zukunft Schutzräume für Schwache und Lebensmüde.
7. Wie es Fälle der Selbsttötung geben kann, in denen sich ein moralisches und erst recht ein theologisches Urteil verbietet, so auch Fälle der Suizidhilfe. Keinesfalls darf aber daraus gefolgert werden, dass der Einsatz für das Leben und die Entscheidung für den Tod aus christlicher Sicht gleichrangige Optionen sind.
8. Organisierte Suizidhilfe macht aus möglichen individuellen Grenzfällen ein regelhaftes, institutionalisiertes Handeln. Dies ist aber mit den ethischen Grundsätzen des Johanniterordens nicht in Einklang zu bringen. Der Orden betrachtet mit Sorge, dass die Legalisierung – und das heißt auch Reglementierung – organisierter Suizidhilfe Auswirkungen auf die gesellschaftliche Einstellung zu Sterben und Tod hat, die wiederum Rückwirkungen auf den Einzelfall haben, in denen ein schwerkranker Patient und seine Angehörigen vor der drängenden Frage stehen, wie sie die Situation ertragen können und welche Hilfe der Leidenslinderung es für sie gibt.
9. Der Grundsatz der Diakonie und des Johanniterordens kann nicht lauten: »Sterbewünsche erfüllen«, sondern nur: »Dem Leben dienen – bis zuletzt«. Dazu gehört die Begleitung im Sterben, nicht aber die Herbeiführung des Todes.
10. Zu den Aufgaben von Diakonie und Seelsorge, Medizin und Pflege gehört es freilich auch, Sterbewünsche von Patienten und Bewohnern wahrzunehmen und darüber mit den Betroffenen in ein vertrauensvolles Gespräch zu kommen, statt sie mit ihren Ängsten und Gedanken alleinzulassen. Die Mitarbeiterinnen und Mitarbeiter benötigen dafür professionelle Unterstützung. Deshalb braucht es in den Einrichtungen Instrumente der strukturierten, prozessorientierten Ethikberatung und einer etablierten Organisationsethik sowie Schulungen zum Umgang mit Todeswünschen von Klienten und Patienten.
11. Der Johanniterorden sieht es als seine Aufgabe, an der Verbesserung und dem Ausbau einer flächendeckenden Palliativversorgung mitzuwirken. Pflegeeinrichtungen des Ordens sollten vermehrt von palliativen Angeboten Gebrauch machen. Örtliche Hospizvereine und die regionale ambulante Palliativversorgung (SAPV) sollten in keiner Alteneinrichtung fehlen. Bereits vorliegende Gesetzentwürfe zur Regelung der Suizidhilfe sehen die verpflichtende Beratung von Suizidwilligen vor. Ein flächendeckendes Beratungssystem wird erhebliche Kosten verursachen. Die politische Forderung von Kirche und Diakonie muss lauten, dass der Staat zumindest die gleiche Summe, wenn nicht sogar mehr, zusätzlich für den weiteren Ausbau von Hospizen, Palliativmedizin, Palliative Care und Suizidprävention aufwendet.
12. Die gesellschaftliche Aufgabe besteht darin, den Ängsten und der Einsamkeit der Schwerkranken und Sterbenden entgegenzuwirken und eine neue Kultur der Solidarität mit den Sterbenden zu entwickeln. Was Sterbende brauchen, ist unsere Solidarität, nicht das todbringende Medikament.

## M 16 Pressemitteilung des Bundesverfassungsgerichts vom 26. Februar 2020

Das allgemeine Persönlichkeitsrecht (Art. 2 Abs. 1 in Verbindung mit Art. 1 Abs. 1 GG) umfasst ein Recht auf selbstbestimmtes Sterben. Dieses Recht schließt die Freiheit ein, sich das Leben zu nehmen und hierbei auf die freiwillige Hilfe Dritter zurückzugreifen. Die in Wahrnehmung dieses Rechts getroffene Entscheidung des Einzelnen, seinem Leben entsprechend seinem Verständnis von Lebensqualität und Sinnhaftigkeit der eigenen Existenz ein Ende zu setzen, ist im Ausgangspunkt als Akt autonomer Selbstbestimmung von Staat und Gesellschaft zu respektieren. Mit dieser Begründung hat der Zweite Senat mit Urteil vom heutigen Tage entschieden, dass das in § 217 des Strafgesetzbuchs (StGB) normierte Verbot der geschäftsmäßigen Förderung der Selbsttötung gegen das Grundgesetz verstößt und nichtig ist, weil es die Möglichkeiten einer assistierten Selbsttötung faktisch weitgehend entleert. Hieraus folgt nicht, dass es dem Gesetzgeber von Verfassungs wegen untersagt ist, die Suizidhilfe zu regulieren. Er muss dabei aber sicherstellen, dass dem Recht des Einzelnen, sein Leben selbstbestimmt zu beenden, hinreichend Raum zur Entfaltung und Umsetzung verbleibt.

I. Das Verbot der geschäftsmäßigen Förderung der Selbsttötung verletzt das allgemeine Persönlichkeitsrecht (Art. 2 Abs. 1 in Verbindung mit Art. 1 Abs. 1 GG) von zur Selbsttötung entschlossenen Menschen in seiner Ausprägung als Recht auf selbstbestimmtes Sterben. Das gilt auch dann, wenn die Regelung in enger Auslegung ausschließlich die von Wiederholungsabsicht getragene Förderung einer Selbsttötung als Akt eigenhändiger Beendigung des eigenen Lebens erfasst. [...]

III. § 217 StGB ist wegen der festgestellten Verfassungsverstöße für nichtig zu erklären. Eine einschränkende verfassungskonforme Auslegung ist nicht möglich, weil sie den Absichten des Gesetzgebers zuwiderliefe.

Daraus folgt nicht, dass der Gesetzgeber die Suizidhilfe nicht regulieren darf. Eine solche Regelung muss sich aber an der Vorstellung vom Menschen als einem geistigsittlichen Wesen ausrichten, das darauf angelegt ist, sich in Freiheit selbst zu bestimmen und zu entfalten.

Das Recht auf Selbsttötung verbietet es aber, die Zulässigkeit einer Hilfe zur Selbsttötung materiellen Kriterien zu unterwerfen, sie etwa vom Vorliegen einer unheilbaren Krankheit abhängig zu machen.

Allerdings muss dem Recht des Einzelnen, aufgrund freier Entscheidung mit Unterstützung Dritter aus dem Leben zu scheiden, auch faktisch hinreichender Raum zur Entfaltung und Umsetzung belassen werden. Das erfordert nicht nur eine konsistente Ausgestaltung des Berufsrechts der Ärzte und der Apotheker, sondern möglicherweise auch Anpassungen des Betäubungsmittelrechts.

Aus der Pressemitteilung Nr. 12/2020 vom 26. Februar 2020.

**Aufgaben zum Urteil des Bundesverfassungsgerichts zum § 217 StGB:**

1. Über eine mögliche neue gesetzliche Regelung wird bereits diskutiert. Konkrete Gesetzesvorschläge aus dem Bundestag liegen noch nicht vor.
   Formulieren Sie Gesetzesentwürfe für drei unterschiedliche Aspekte, die dem aktuellen Beschluss in Bezug auf die Hilfe beim Suizid mit dem Recht auf Selbstbestimmung vereinbar sind.
2. »Eine solche Regelung muss sich an der Vorstellung vom Menschen als einem geistig-sittlichen Wesen ausrichten, das darauf angelegt ist, sich in Freiheit selbst zu bestimmen und zu entfalten.«
   Entwerfen Sie einen Interviewleitfaden für eine Befragung, um von Personen unterschiedlicher Interessen- und Altersgruppen (Befürwortende, Ablehnende, Angehörige, Betroffene, Desinteressierte, Fundamentalistische, ...) deren Vorstellungen eines geistlich-sittlichen Wesens zu erfahren.
3. »Das Recht auf Selbsttötung verbietet es, die Zulässigkeit einer Hilfe zur Selbsttötung materiellen Kriterien zu unterwerfen, sie etwa vom Vorliegen einer unheilbaren Krankheit abhängig zu machen.«
   Erstellen Sie einen Kriterienkatalog, mit dem eine Entscheidung pro oder kontra »Hilfe bei der Selbsttötung« unterstützt werden könnte.
4. »Allerdings muss dem Recht des Einzelnen, aufgrund freier Entscheidung mit Unterstützung Dritter aus dem Leben zu scheiden, auch faktisch hinreichender Raum zur Entfaltung und Umsetzung belassen werden.«
   Diskutieren Sie zunächst in Kleingruppen über Möglichkeiten und Alternativen, dieses Recht in Bezug auf den assistierten Suizid anzuwenden.
   Sammeln Sie im Plenum die Vorschläge und ordnen Sie diese in Form einer Kategorientafel.

# Literatur und Internetquellen


Bildungsplan für alle beruflichen Schulen (2003): Amtsblatt des Ministeriums für Kultus, Jugend und Sport. Lehrplanheft 3/ 2003. Neckar-Verlag

Deutscher Hospiz- und PalliativVerband e.V.: Überlegungen zum Fernsehfilm »GOTT« von Ferdinand von Schirach

Dribbusch, Barbara (29.01.2021): Sterbehilfe nur nach Beratung. In: taz Berlin, 29.1.2021(https://taz.de/Gesetz-zu-Suizidassistenz/!5743968/)

Eiffe, Franz F. (2010). Auf den Spuren von Amartya Sen – Zur theoriegeschichtlichen Genese des Capability-Ansatzes und seinem Beitrag zur Armutsanalyse in der EU. Frankfurt am Main: Peter Lang GmbH – Internationaler Verlag der Wissenschaften.

Frieß, Michael (2010). Sterbehilfe. Zur theologischen Akzeptanz von assistiertem Suizid und aktiver Sterbehilfe. Stuttgart: W. Kohlhammer.

Härle, Wilfried (2010). Würde – Groß vom Menschen denken. München: Diederichs Verlag in der Verlagsgruppe Random House GmbH.

Höffe, Otfried (2008). Einführung in die utilitaristische Ethik. Tübingen: Narr Francke Attempo Verlag GmbH + Co. KG.

Knispel, Petra Thea (11. Januar 2015). Medizinische Rehabilitation nach Schlaganfall. https://www.schlaganfall-allianz.de/servicepunkt-schlaganfall/konzept

Knoll, Manuel (2009). Aristokratische oder demokratische Gerechtigkeit? München: Wilhelm Fink Verlag.

Marquard, Reiner (2007). Ethik in der Medizin – Eine Einfürung in die evangelische Sozialethik. Stuttgart: RPE Religion – Pädagogik – Ethik GmbH.

Marquard, Reiner (2014). menschenwürdig sterben. Vertrauensbasierte Palliativmedizin versus Suizidbeihilfe und Tötung auf Verlangen. Leipzig: Evangelische Verlagsanstalt.

Nussbaum, Martha C. (2012). Nicht für den Profit – Warum Demokratie Bildung braucht. Überlingen: TibiaPress Verlag GmbH.

Nussbaum, Martha C. (1999). Gerechtigkeit oder Das gute Leben – Gender Studies. Frankfurt am Main: Suhrkamp Verlag.

Nussbaum, Martha C. (2010). Die Grenzen der Gerechtigkeit – Behinderung, Nationalität und Spezieszugehörigkeit. Berlin: Suhrkamp Verlag.

Platow, Birte & Balsing, Sarah (Hg.) (2010). Vom Tod reden im Religionsunterricht. Göttingen: Vandenhoeck & Ruprecht.

Rawls, John (1998). Politischer Liberalismus. Frankfurt am Main: Suhrkamp Verlag.

Schirrmacher, Frank (2013). EGO – Das Spiel des Lebens. München: Karl Blessing Verlag in der Verlagsgruppe Random House GmbH.

Schwendemann, Wilhelm (2013). Reformation und Humanismus – Philipp Melanchthon und Johannes Calvin. Frankfurt am Main: Peter Lang GmbH – Internationaler Verlag der Wissenschaften.

Schwendemann, Wilhelm; Stahlmann, Matthias, & Krüger, Marcus (2011). Ethik für das Leben – Sterben – Sterbehilfe – Umgang mit dem Tod. Materialien für Schule und Ausbildung. Stuttgart: Calwer Verlag.

Schwendemann, Wilhelm & Stahlmann, Matthias (2006). Ethik für das Leben. Stuttgart: Calwer Verlag.

Sen, Amartya (2010). Die Idee der Gerechtigkeit. München: C.H. Beck oHG.

Stein, Ben (26. November 2006). In Class Warfare, Guess Which Class Is Winning http://www.nytimes.com/2006/11/26/business/yourmoney/26every.html

Wolflast, Gabriele (Hg.) (2001). Textsammlung Sterbehilfe. Berlin: Springer Verlag.


**Internetquellen**


Bundesministerium der Justiz und für Verbraucherschutz, Grundgesetz für die Bundesrepublik Deutschland: http://www.gesetze-im-internet.de

BVerfG, Urteil des Zweiten Senats vom 26. Februar 2020 - 2 BvR 2347/15 -, ab Rn. 239. https://www.bundesverfassungsgericht.de/SharedDocs/Pressemitteilungen/DE/2020/bvg20-012.html

»Bundesverwaltungsgericht: Sterbehilfe ausnahmsweise zulässig« https://www.swr.de/swraktuell/bw/karlsruhe/bundesverwaltungsgericht-sterbehilfe-ausnahmsweise-zulaessig/-/id=1572/did=19118940/nid=1572/jddo86/index.html

Dignitas (2013): Menschenwürdig leben, menschenwürdig sterben: http://www.dignitas.ch

Film: »Wir fahren jetzt zum Sterben nach Liestal« – Ein Ehepaar beim Freitod, begleitet https://www.youtube.com/watch?v=d8UG8j0cZWQ

Hanfeld, Michael (21.11.2020): Kritik an von Schirachs »Gott". https://www.faz.net/aktuell/feuilleton/medien/offener-brief-zu-gott-von-ferdinand-von-schirach-17063545.html

Hanfeld, Michael (29.11.2020): Mediziner gegen Mediziner. https://www.faz.net/-gsb-a601t

Hollenbach, Michael (24.07.2020): Bald Sterbehilfe in kirchlichen Einrichtungen? https://www.deutschlandfunk.de/debatte-um-suizid-assistenz-bald-sterbehilfe-in-kirchlichen.886.de.html?dram%3Aarticle_id=481061

Homepage Deutsche Stiftung Patientenschutz https://www.stiftung-patientenschutz.de

Homepage der Organisation Exit http://www.exit.ch

Lebensschutz in Rheinland- Pfalz http://www.cdl-rlp.de

Lorenz, Pia (29.01.2021): Gesetzentwürfe zur Neuregelung der Sterbehilfe: So wollen Abgeordnete das Urteil des BVerfG umsetzen. In: Legal Tribune Online, 29.01.2021, https://www.lto.de/persistent/a_id/44138/

Annett Meiritz, 06.11.2015: https://www.spiegel.de/politik/deutschland/sterbehilfe-debatte-im-bundestag-ist-sachlich-und-emotional-zugleich-a-1061417.html

Mund, Michael T. (2005): Rechtsmedizinische Aspekte beim plötzlichen Todesfall: https://pdfs.semanticscholar.org/5584/6ff448cd90b29d1f92329739560a124ee052.pdf

Sehl, Markus (10.04.2019): Sterbehilfe: Mein Recht auf Gift. In: ZEIT ONLINE (https://www.zeit.de/2019/16/sterbehilfe-schwere-krankheit-tod-selbstbestimmung-arzneimittel-behoerden)

Windsberger, Alexandra (28.10.2020): Suizid und Strafrecht: Wie Sterbebegleiter zu Straftätern werden. In: Legal Tribune Online, 28.10.2020, https://www.lto.de/persistent/a_id/43236/

(https://www.cdl-rlp.de/Unsere_Arbeit/Sterbehilfe/Sterbehilfe-in-Europa.html)

### Materialien im Internet zum medizinisch assistierten Suizid

Entwurf eines Gesetzes zur Strafbarkeit der gewerbsmäßigen Förderung der Selbsttötung: http://dip21.bundestag.de/dip21/btd/18/053/1805373.pdf

Deutscher Ethikrat – Forum Bioethik: https://www.ethikrat.org/publikationen/publikationsdetail/?tx_wwt3shop_detail%5Bproduct%5D=75&tx_wwt3shop_detail%5Baction%5D=index&tx_wwt3shop_detail%5Bcontroller%5D=Products&cHash=e5755fc79130c034ab2fcc103ccb4f76

Gesetzentwurf zur Regelung des assistierten Suizids, Artikel im Ärzteblatt vom 26.8.2014: http://www.aerzteblatt.de/nachrichten/59877/Gesetzentwurf-zur-Regelung-des-assistierten-Suizids-vorgelegt

»Schweiz: Fälle von assistiertem Suizid haben sich in drei Jahren verdoppelt«, Artikel im Ärzteblatt vom 21.8.2014: http://www.aerzteblatt.de/nachrichten/59824/Schweiz-Faelle-von-assistiertem-Suizid-haben-sich-in-drei-Jahren-verdoppelt

Merkel für sehr restriktive Regelung bei Sterbehilfe«, Artikel im Ärzteblatt vom 14.8.2014: https://www.aerzteblatt.de/nachrichten/59743/Merkel-fuer-sehr-restriktive-Regelung-bei-Sterbehilfe

»Widmann-Mauz: Bei Suizidbeihilfe keine falschen Signale setzen«, Artikel im Ärzteblatt vom 13.8.2014: http://www.aerzteblatt.de/nachrichten/59725/Widmann-Mauz-Bei-Suizidbeihilfe-keine-falschen-Signale-setzen

»Montgomery: Tötung auf Verlangen verstößt gegen ärztliche Ethik«, Artikel im Ärzteblatt vom 10.8.2014: http://www.aerzteblatt.de/nachrichten/59687/Montgomery-Toetung-auf-Verlangen-verstoesst-gegen-aerztliche-Ethik

»Sterbehilfe: Hintze für liberalen Kurs«, Artikel im Ärzteblatt vom 5.8.2014: http://www.aerzteblatt.de/nachrichten/59633/Sterbehilfe-Hintze-fuer-liberalen-Kurs

Sterbehilfe & assistierter Suizid - Rechtslage Europa (Stand 10.01.2021) (https://www.cdl-rlp.de/Unsere_Arbeit/Sterbehilfe/Sterbehilfe-in-Europa.html)

»Sterbehilfe: Sterbehilfe kann im Extremfall möglich sein« https://www.zeit.de/gesellschaft/2017-03/bundesverwaltungsgericht-sterbehilfe-medikament-urteil

»Parteien streiten um Regelung zur Suizidbeihilfe«, Artikel im Ärzteblatt vom 4.8.2014: http://www.aerzteblatt.de/nachrichten/59610/Parteien-streiten-um-Regelung-zur-Suizidbeihilfe

»Beihilfe zur Selbsttötung«, Artikel im Infobrief des Deutschen Ethikrates vom Januar 2015: http://www.ethikrat.org/dateien/pdf/infobrief-01-15.pdf

»Sterbehilfe – Rechtslage in der Schweiz«: http://www.cdl-rlp.de/Unsere_Arbeit/Sterbehilfe/Sterbehilfe-in-der-Schweiz.html

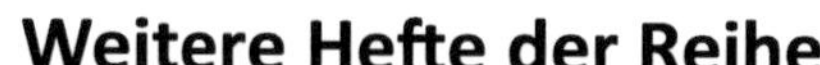

## Weitere Hefte der Reihe

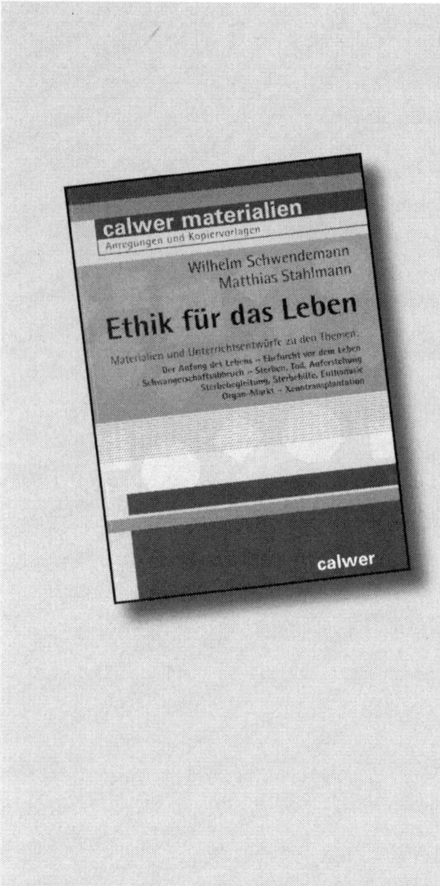


**Wilhelm Schwendemann / Matthias Stahlmann**
Ethik für das Leben
Materialien und Unterrichtsentwürfe
2. überarbeitete und erweiterte Auflage 2006
181 Seiten, farbige und sw Abbildungen
Format: DIN A4, broschiert, ISBN 978-3-7668-3979-4
Auch als Kombi-Paket erhältlich

Die ausgewählten Materialien bieten grundlegende Informationen und erschließen eine komplexe bioethische und biomedizinische Themenpalette für die Oberstufe:

- Der Anfang des Lebens
- Ehrfurcht vor dem Leben
- Schwangerschaftsabbruch
- Sterben, Tod, Auferstehung
- Sterbebegleitung, Sterbehilfe, Euthanasie
- Organ-Markt
- Xenotransplantation

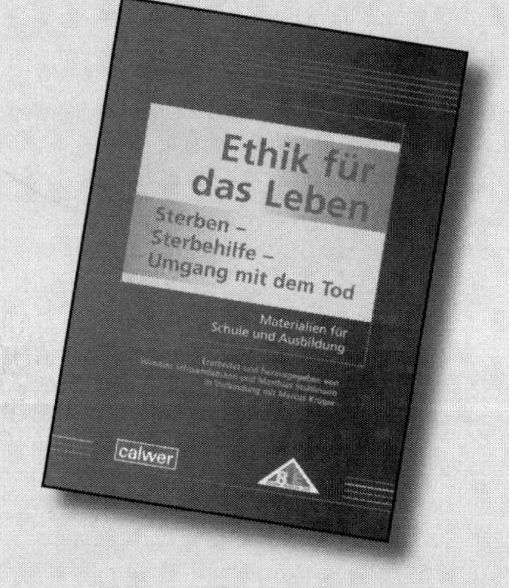


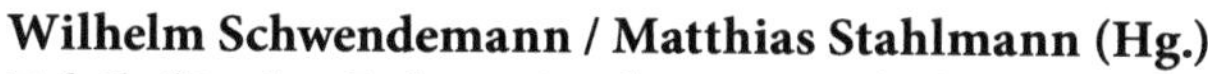

**Wilhelm Schwendemann / Matthias Stahlmann (Hg.)**
Ethik für das Leben: Sterben – Sterbehilfe – Umgang mit dem Tod
Materialien für Schule und Ausbildung
In Verbindung mit Marcus Krüger
In Koproduktion mit RPE
1. Auflage 2011
176 Seiten, farbige und sw Abbildungen
Format: DIN A4, broschiert, ISBN 978-3-7668-4192-6
Auch als Kombi-Paket erhältlich

Der Materialienband bietet eine Fülle von Informationen zu unterschiedlichen Aspekten des Themas »Sterben – Sterbehilfe – Umgang mit dem Tod«. Die Materialien können in der Schule sowie in der Ausbildung von Pflegekräften und in der Erwachsenenbildung eingesetzt werden.

- Begegnung mit dem Tod
- Sterben – Sterbephasen
- Sterbebegleitung – Sterbehilfe
- Wenn ich einmal sterben sollte – Patientenautonomie und Patientenverfügung
- Sterben im Hospiz
- Aufbruch in ein neues Leben
- Anhang: Die persönliche Patientenverfügung mit Arbeitsmaterialien, Bausteinen und Modellen

Nähere Informationen unter www.calwer.com